さあ、医学研究を
はじめよう！

北風政史
国立循環器病研究センター
臨床研究開発部

中外医学社

緒言

　「医師など医療関係者が医学を研究することは、工学者や数学者が工学や数学などの他分野を研究することに比べて特に重要です」と書くと、「なにをいうか、医学だけが学問ではないぞ。工学も数学も物理学も同じように大切なはずだ。医学は生命を扱うことから重要であるという理屈を否定するわけではないが、流体力学の研究の成果がないと飛行機が安全に飛ばないわけだから、生命の安全という観点からは、物理学や工学は医学に引けを取らないぞ。」というお叱りを、多くの方から受けることは必定です。分子生物学者や細菌学者が医学を研究することは、工学者や数学者が工学や数学など他分野の研究することと同等ですが、医療関係者による医学研究は、少し特殊だと思っています。なぜなら、医学研究は大学で基礎・臨床研究を行う研究者だけでなく、病院の勤務医はもちろん開業医にとっても、重要だからです。

　では、なぜ研究自体が、医学研究者のみならず、医師などの実際に医療現場で働く医療関係者にとって大事なのでしょうか？　それは、医学がそれ以外の分野に比べて未熟であることに起因すると私は思っています。さらに言い換えれば、医学・医療における科学の入口から出口に至る構造が、それ以外の学問の科学・実学構造と異なるからなのです。これは一体、どういうことなのでしょうか？

　ここで、頭の体操です。例えばテレビについて考えてみます。電気物理を修得した物理学者（基礎科学）、材料力学、電子力学などを修めた工学者（応用科学）、テレビに必要な科学を具現する技術者（技術）の成果でもって、私たちエンドユーザー、つまりテレビの利用者・消費者に届けられます。テレビのエンドユーザーは、テレビをつくるために培われてきた詳しい物理学、工学など知らなくても、リモコンひとつでテレビの恩恵を被ることができます。

　では、医学・医療はどうでしょうか？　例えば、私の専門の心臓病では、分子生物学者や生理学者（基礎医学）が、心臓の動きを規定するメカニズムを明らかにして、薬理学者（Translational Science）が、その研究成果から心不全治療薬を作り、臨床医学者（応用医学）が、その心不全治療薬が本当に心不全

をよくするのかを臨床研究にて明らかにして、病院の勤務医や開業している医師、薬剤師、看護師など医療関係者が、その科学的研究成果を個別の患者さんに科学的に施す構図になっています。物理学・工学の世界と似たように見えるかもしれません。

　でも大きく異なるのは、心不全治療薬である β 遮断薬は、物理学・工学からのエンドプロダクトであるテレビと異なり、心不全を完全に治すことはできませんし、テレビのリモコンを使うように患者さんが自分の判断で安易に服用はできません。患者さんの状態、例えば、年齢、性別、薬剤の肝臓・腎臓などの代謝経路と患者さんの肝機能・腎機能の状態により、その薬の効き方は明らかに違ってきます。さらに、β 遮断薬は徐脈や低血圧などの副作用が出てくることがあり得ますので、それとの兼ね合いによって使用する薬剤量を、医師などの医療関係者が科学的に決めなくてはいけません。また、詳細に患者さんの様子を観察した結果、β 遮断薬が全く効果を発揮していないと医師が判断するなら、そもそも β 遮断薬を継続するべきかどうかを決めないといけません。

　つまり、医学・医療においては、その成果物の真のエンドユーザーは患者さんではなく、医師などの医療関係者になっているのです。医学における薬剤や医療機器の開発者は、医学研究者であることは当然なのですが、そのエンドユーザーも医師などの医療関係者なのです。この点が、ほかの分野の科学構造と大きく異なる点です。

　では、エンドユーザーである医師などの医療関係者が、エンドプロダクトである医療行為を決定する上で、必要なものは何でしょうか？　医学上の知識はもちろんです。そのために、医学生、薬学生、看護学生は山ほどの知識を暗記しなくてはいけません。そして数百問もある国家試験問題をその知識を駆使して正解しないと医師などの医療関係者にはなれません。でも、それだけでは、医師や看護師、薬剤師としては不十分です。というのは、患者さんの病態も多様で、薬剤も多様ですから、その複雑な医療現場で医療方針を決定する現場力は、「科学する力」からしか生まれてきません。本当に、この患者さんに β 遮断薬を続けなくてはいけないのか、投与量をさらに増加させる必要はないのか、ほかの薬剤との関係はどうなっているのかなどなど、科学的に多くの医学

的判断をしなくてはいけません。

　では、科学とはなにか？　科学とはＡ→Ｂを理論的に証明してそのメカニズムを究明することで、その積み重ねが科学の集大成となっています。そして、その科学する力を養うのが研究に他ならないのです。医学に携わる者が行う研究は、もちろん新しいものを発見して次の医学の発展に貢献することです。でも、医学研究のもっと大事な点は、医師などの医学関係者が、日常臨床を円滑に行うために、科学の方法論を知ることだと思います。これこそがすべての医学者が科学研究を行う理由だろうと思います。科学研究を知らない医師が、科学的に患者さんに対応することには限界があります。医師や看護師は、自分の勘や経験をガイドラインに織り込んで実臨床を行っているのですが、その勘や経験は、実は自分の中で科学的に臨床研究をすることにより熟成されていくわけで、そうでないと、経験や勘の独りよがりな利用は、平安時代の陰陽師と同じことになってしまいます。

　私自身は、もともと循環器生理学研究を行い、その後、薬理学的研究、分子生物学的研究、ゲノム研究などの基礎研究を行い、また、臨床の場に移ってからは、臨床研究、大規模臨床研究、疫学研究、観察研究、ビッグデータ研究を行ってきました。その経験を生かして、本書で、どのように基礎研究を行えばいいのか、その手がかりはどこにあるのか、臨床研究に重要なものは何なのか、などについて語ってみたいと思います。できれば、医学を志す医学部志望の高校生、医学を勉学中の医学生、医学部を出て実臨床をある程度身につけた医師から、病院の医師、開業の先生方まで、また、薬剤師、看護師、臨床検査技師などの医療関係者の方々にとっても役に立つ書物であれば望外の幸せです。

　子どものころ、夜店にならぶ屋台で、ワクワクしながら金魚すくいやヨーヨー釣りをしたように、医学研究の世界にお入りください。夜店の景品とは格段に差がある、ノーベル賞をはじめ多くの賞がたくさん用意されています。

　　　2019 年陽春　　　　　　　　　　　　　　　　北風政史

追伸：実は、医学研究を行うさらに大切な意味があると思っています。それを本書の最後に書いてみたいと思います。

目　次

I　概論　　1

❶　医学における科学研究とは？ ……………… 2

1-1　なぜ研究をするのですか？ ……………… 2

1-2　研究とは何ですか？ ……………………… 4

1-3　私たち医療関係者が医学研究をするわけ ………… 8

1-4　医学研究をする本当の理由は？ ……………… 10

1-5　私が医学研究を目指したわけ ……………… 13

1-6　恩師との出会い ……………………… 15

II　基礎研究編　　17

❷　基礎医学研究の進め方……………… 18

2-1　いい論文をめざそう ……………… 18

2-2　基礎研究に必要な 10 項目 ……………… 19

2-3　優れた基礎研究をするために ……………… 20

❸　基礎医学研究の実際―何をするのか？ ………… 35

3-1　あなたは何を明らかにしたいのか ……………… 35

3-2　私が明らかにしたかった心臓生理学とその研究　37

3-3　私が明らかにしたかった心筋虚血とその研究 … 54

❹　さらなる研究の展開を求めて ……………… 68

4-1　私が明らかにしたかった心筋再灌流障害とその研究 …69

4-2　心筋再灌流障害研究のさらなる発展 ……………… 79

4-3　虚血プレコンディショニングへの展開 ………… 91

4-4　アデノシン―虚血プレコンディショニングからその次へ　108

i

❺ **新しい研究手法─網羅的解析** ……………… 118

❻ **基礎研究の定石** ……………………………… 125

6-1 研究の目的はなにか、つまり何を明らかにしたいのか 125

6-2 どのような特殊な方法論・実験系を持っているのか 127

6-3 適切な指導者はいるのか ……………… 129

6-4 研究資金・研究スペースはあるのか ……… 130

6-5 共同研究者はいるのか ……………… 131

6-6 研究計画書はできているのか ……………… 132

6-7 倫理委員会は通しているのか ……………… 135

6-8 実験記録を残す準備はできているのか ……… 136

6-9 実験結果をレビューしてもらえる環境があるか 136

6-10 論文を書くだけの英語力があるのか ………… 137

❼ **実際の基礎研究を進めるうえでの具体的な TIPS** 145

III 臨床研究編 147

❽ **臨床医学研究の進め方**………………………… 148

8-1 臨床研究とは何ですか？ ……………… 148

8-2 なぜ研究者が臨床研究をしなければならないのか？ 153

8-3 観察研究の意義とインフラストラクチャー …… 156

8-4 観察研究から臨床試験へ ……………… 160

8-5 臨床試験の意義とインフラストラクチャー …… 165

❾ **私の行ってきた臨床研究の遍歴**……………… 168

9-1 臨床研究を実際に始める前に ……………… 168

9-2 臨床研究のヒント ……………… 170

9-3 臨床研究の TIPS ……………… 173

9-4 臨床研究の展開 ……………… 179

⑩ **J-WIND への道** ……………………………………… 183

10-1 治験を手本にする -1 …………………… 183

10-2 治験を手本にする -2 …………………… 184

10-3 次にするべきこと ……………………… 187

10-4 J-WIND の成果 ………………………… 191

10-5 J-WIND に続くもの …………………… 197

⑪ **J-WIND を超えて EARLIER へ** ……………… 202

11-1 治験とは何か …………………………… 202

11-2 私が愕然としたわけ …………………… 204

11-3 EARLIER 研究の始動…………………… 206

IV 基礎研究と臨床研究の融合

211

⑫ **新しいタイプの臨床研究は？** ……………… 212

12-1 J-WIND 研究の反省 …………………… 212

12-2 基礎医学と臨床医学の往還 …………… 213

12-3 ゲノムデータから基礎研究に戻りそこから臨床への展開 214

12-4 カルテデータから基礎研究に戻りそこから臨床への展開 215

12-5 臨床現場と基礎研究の往還の先は ……… 222

⑬ **臨床研究から実臨床への道** ……………… 224

V 医学研究の意義

229

⑭ **医療関係者が医学研究をする本当の意味は**…… 230

⑮ **まとめ** ……………………………………… 234

参考文献 ……………………………… 236

索引 ………………………………… 253

I

概　論

Ⅰ　概論

医学における科学研究とは？

1-1　なぜ研究をするのですか？

　私は医師ですが、同時に医学分野における研究者であると思っております。私自身、アメリカに研究者として留学中に医師としての仕事が一時中断することはありましたが、医学研究は大学医学部を卒業後 37 年間一度も途切れたことはありません。

　私の長男が幼稚園児だったころ、幼稚園の先生が「お父さん、お母さんのお仕事は何ですか？」と各園児に聞いたところ、私の長男は「パパの仕事は英語」と答えたそうです。子供の目には、いつも机に向かって何かぶつぶつと英語をつぶやきながら論文を書いている父の姿から、とうてい医師としての父親像を持つことができなかったのだろうと思います。その長男も、もう 30 歳を超えましたから、はるか昔の思い出です。

　その私が子供だった頃は、世の中は、「科学の子鉄腕アトム」に代表される「科学全能時代」であり、医学においては「野口英世博士」や「シュバイツァー博士」の伝記物に代表されるように「医学研究フルスロットルの時代」でした。私自身、今研究を行っているのは、中勘助氏の『銀の匙』のように、子供のころのノスタルジアを引きづっているのかもしれません。でも、今からこの本を読もうするあなたにぜひとも申し上げたい。「ぜひ、一度、医学研究をしてみてください」と。あなたが医師でなくても、生物系を目指す高校生でも、臨床家をめざす医学生でも、生物系の工学部・理学部に属する方でも、ぜひ、医学

研究に手を染めていただきたいのです。

　では、医学研究をすることの楽しさ・魅力・重要性はどこにあるのでしょうか。それらを思いつくまま箇条書きにしてみました。

①研究とは、自然の摂理を明らかにして、それを人類に利用することです。医学研究は医学の発展の歴史そのものであり、医学の発展は基礎および臨床医学上の観察研究と介入研究の両輪によるものです。その医学・医療を自らが作っていくことができるのですから、うまくいった時の喜びもひとしおです。とくに、研究により得られた成果が医療の世界で用いられるようになれば、その影響力は患者さんと医療従事者という1対1の関係から成り立つ医療をはるかに凌駕することになります。

②研究とは、理詰めのゲームの側面があります。生体、細胞、心臓において何を押さえればなにが動くのか、まさしくポーカーや将棋、チェスの世界です。コンピューターゲームにはまる人は、医学研究にも絶対はまります。

③研究をすこし斜めからみると、研究すれば友達がたくさんできることになります。それも国内だけでなく世界中にできます。その友達と医学上の会話もできますし、本当の人生の友人になることもできます。とにかく人脈が広がります。これは、医療にたずさわる医師・看護師・薬剤師でも同じことですが、付き合う人種が医療関係以外にも広がっていきます。私自身も、工学部の教授、コンピュータ技師、銀行マンなど仕事の上で通常お会いすることのない方とお付き合いしています。人生に幅ができて豊かになります。

④逆に、人付き合いの嫌いな方にも、研究はぴったりです。夜中の11時ぐらいまで実験して、終電で酔っ払いのなかにまじって、1人孤高に英語論文を読むなんて、素晴らしいです。少しナルシストですかね。でも、車中の酔っ払いに因縁をつけられないように注意してください。

⑤研究は、お金儲けにつながらないって？　いえいえ、お金は必ずついてきます。一発当てて起業して億万長者になっている医学研究者、何人も知っています。でも、医学研究のかっこいい点は、お金のために研究することではないことです。拝金主義はご免です。お金は後からついてきます。

⑥研究は、日本という国の科学力のみならず経済にも貢献することができま

す。研究は、無から有を生じる原動力です。あなたが1つ優れた薬をつくれば、それにより多くの人間が救われると同時に、経済効果がきわめて高いです。このようなこと、ほかの分野でありますか？　そんな学問分野ないですよ！

⑦最後に、「緒言」で述べたように、医療関係者は、科学する力を持たなくては、最高の医療を患者さんに提供できません。科学する力は、研究することにより培われます。

ということで、この本を手にされているあなた、ぜひ、医学研究をしてみてください。

では、ここから、私がどのように医学研究をしてきたか、また、具体的にあなたは何をどうすればいいのか、私の失敗談を交えて進んできた道を開示させていただきます。すこしでも、皆さんの研究の糸口になれば、と思っています。

私の方が、この本をお読みいただいている方より少し先輩かもしれませんが、皆さん方のほうが、私より研究環境では明らかに優位に立っています。なぜって？　それは、皆さんの方が爆発的に進んだ現代科学の恩恵を被ることができるからです。医学研究の未来は、皆さん方のものです。

1-2　研究とは何ですか？

では、そもそも研究の対象となる科学とは、いったい何でしょうか？

科学は、自然科学と応用科学に大別されます。自然科学とは、自然界における本質的な現象を見出し、その現象の把握に必要な概念を確立し、現象を支配する法則を発見することです。一方、応用科学とは、自然科学の成果を実用的に使えるものにすることを目指す学問です。数学や物理学は、自然科学ですし、材料力学や流体力学は、応用科学です。というのも材料力学は物理学を用いて、流体力学は数学を用いて、自動車、飛行機、船を造るために役立てようとする学問だからです。この枠組みの中で、おのおのの学問形態を発展させる営みが研究です 図 1-1 。その行先は、「技術」「現実世界への貢献」です。

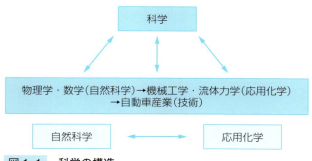

図 1-1　科学の構造
科学の入口（自然科学）から出口（応用科学、技術まで）

　この枠組みの中で、医学が「自然科学」に属するのか、それとも「応用科学」に属するのかは、議論の分かれるところです。実は、医学には、自然科学と応用科学の両面があります。これが、医学の面白いところであり、また同時に複雑なところです。医学には、細菌学や分子生物学、薬理学、遺伝学のような自然科学と、その自然科学を応用した内科学、外科学、小児科学やそれを包含するような臨床研究などの応用科学があります。内科学は、生理学、病理学や薬理学の応用であり、外科学は、解剖学、病理学、生理学の応用であることは、わかりやすいですよね。

　医学における自然科学はおおむね基礎医学といわれ、応用科学はおおむね臨床医学といわれます。なぜ、「おおむね」かというと、臨床医学のほとんどは、臨床の現場に直結する応用科学ですが、心不全患者さんからいただいた心筋サンプルから遺伝子解析して、そこから得られた心不全の病態特異的な新規遺伝子情報から、人体における自然科学研究に入っていくこともあります。つまり、必ずしもいつも臨床研究が応用科学であるとは限りません。逆に基礎研究が、臨床医学の中枢の１つである創薬に直結することもあります。ですから、自然科学と基礎医学、応用科学と臨床医学の関係は「おおむねイコール」なのです。

　また、医学には、この基礎医学と臨床医学とは別の学問体系として、疫学があります。これは、疾病の国勢調査のようなものです。つまり、どのような疾病が、どのような衛生状態・健康状態の中で生じやすいかを記述するもので、

医学研究を始めるうえでの基礎的な枠組みとなります。

　医学研究は、この基礎医学、臨床医学、疫学における研究を行うわけですが、では、その本体の「研究」とはいったいどのようなものでしょうか？　「研究」とは、世間・世界などの混沌の中から有る一定の法則を見出すこと、まだ世界の誰もが知らないような物質を見出すこと、従来の化合物から新たな化合物を作成すること、いままでできなかったことを可能にするような手法を編み出すこと、ざっと考えてみただけでも研究はこれだけあります。

　おのおの、ニュートンが万有引力の法則を見つけたこと[1]、最近ノーベル賞を取られた山中先生が ES 細胞化の法則（山中 4 因子）を見出したこと[2]、フレミングがペニシリンを見出したこと、遠藤先生がスタチンを発見したこと[3]、CT スキャン[4]や MRI[5] などの医療機器が開発されたこと、がその具体的な例になります。

　その研究の原則は、「A → B」の検証の積み重ねによるものです。「A → B」が必ず成り立つということは、その関係の再現性を担保するということです。「風が吹く（A）と湖面が波立つ（B）」というのは、だれが見ても常識ですが、風のエネルギーがどのように湖面に伝わるか、どれぐらいのエネルギーがどのような角度で湖面にかかるとどれぐらいの高さの波になるか、どれぐらいの高さの波になるとボートが転覆するか、とするとどれぐらいの風が吹けばボート競技はできなくなるのか、をおのおの解明していくことは立派な研究となります。

　つまり、事象 A と事象 B の間の「A → B」という因果関係を求めることに関するすべてが、研究となります。このことは、当然、事象 A と事象 B の間には「A → B」の関係がないということを証明することも立派な研究となります。「風が吹けば桶屋が儲かる」という大胆な仮説を言い出し、おのおののステップの因果関係を証明することが研究です。このようなありとあらゆる研究の中で、素晴らしい研究とは、予想外の事象を証明すること（自然科学）、もしくは実生活に大きなインパクトを有すること（応用科学）です。ニュートンの万有引力の法則が素晴らしいのは、それまで誰もが予想もしなかった「もの」と「もの」の間に引き合う力があるということを理論的に証明し、木からリン

ゴが落ちるのを見てその法則を立証したことです。

　このようにして見つかってきた真実が、自然科学や応用科学として、蓄積されていきます。その意味では、科学とは、研究を行うことにより、自然界における知識の百科事典（エンサイクロペディア）を作ることにほかなりません。

　私は、30年以上も前に、$α_1$アドレナリン受容体活性化が、強力な血管拡張物質で心筋保護物質であるATPの代謝産物であるアデノシン産生を増加させる実験データを論文に書きました[6] 図1-2 。それ自体は数千万以上ある論文のうちの1つで、本当に些細な事実の証明で、ほとんど何の役にも立たないも

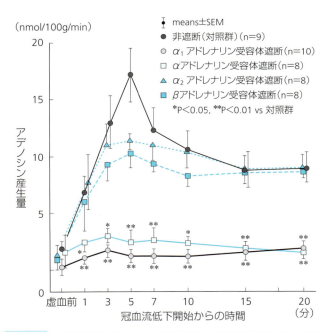

図1-2　麻酔開胸犬において心筋虚血を引き起こしたときの心臓でのアデノシン産生量の変化

横軸は心筋虚血からの時間、縦軸はアデノシン産生量。フェントラミンによるαアドレナリン受容体拮抗もしくはプラゾシンによる$α_1$アドレナリン受容体拮抗にて、心筋虚血によるアデノシン産生量は低下する。

(Kitakaze M, et al. Circ Res. 1987; 60: 631-9[6])

のだろうと思いますが、それは自然科学の大きなジグソーパズルの1枚として、自然科学の中に残り続けます。そして、地球上の生物がアデノシン不足で絶滅しそうになった時に、誰かが私の論文を見つけてαアドレナリン受容体を活性化すれば生体内にアデノシンが増えると言い出して，それによって人類が救われるかもしれないという可能性もあるのです。科学的成果は、図書館やネットがある限りはずーっと残りますから、今は役に立たない研究が、案外、百年後に役に立つようになるということになるのかもしれません。

1-3　私たち医療関係者が医学研究をするわけ

　でも、「なぜ、私たち医療関係者、とりわけ医師が医学研究をしなくてはいけない」と、私が主張するのでしょうか？「医師、看護師、検査技師、薬剤師はおのおのの医療の持ち場で医療を粛々と行うことが業務であり、研究をすることが業務ではありません。医学研究は、大学や研究所、製薬メーカーや医療機器メーカーの研究員が行えばいいことで、医療関係者はその発見・発明をエンドユーザーである患者に届けるメディエーター（媒介者）であればいいのです」と思われている方も多いかと思います。でも、医療に携わるものは、すべからく科学的に物事をとらえる方法論を身につける必要がある、というのが私の持論です。

　まず、第一の理由は、医学の発達には、基礎医学研究者のみならず実臨床に携わる医療関係者の医学研究が大きく貢献しているからです。医学の教科書は、先達たちの医学研究の成果によるもので、医学研究がなければ、医学のさらなる発達はあり得ません。数学者が数学の研究をするように、人類の健康・福祉・厚生に貢献する医学の発達のためには、医学研究は、必要不可欠です。ただ、医学の発達は、医学だけの研究によるかというと、そこは異論があります。医学・医療の発達には、死生観、幸福観、倫理観などの社会全体の成熟が必要となります。それらなしに進む医学研究は、フランケンシュタインのような医科学のモンスターを生む可能性さえありえます。

　第二の理由は、医療の対象者である患者さんへの貢献です。今この本を読ま

れているあなたが、「なぜ、医師や看護師になったか、もしくは目指しているのか」と聞かれたときに、自分や自分の家族も含めて病めるものの救済をその第一の理由にあげる方が多いのではないでしょうか？　医学関係の学部を選ぶということは多かれ少なかれ「人の役に立ちたい、病める方の役に立ちたい」と思っているということで、そのための一番普遍的な貢献方法は、医学研究を行うことなのです。

　第三の理由は、医学研究は、医療ビジネスにおける原油のようなものであることだからです。現在、原油が産業の基盤であるために、原油産地の奪い合いになっているのと同様に、医学研究で成果を出すことが、医療界のみならず経済界においてさえも、わが国が優越性を保つことになります。基礎研究の成果から、新規の薬剤が出てきますが、現時点では、その多くは、海外に依存しています。新しい薬剤が開発されますと、1つの薬剤で年間数千億円の収益が上がります。このため、日本の製薬メーカーも、大学医学部・薬学部も頑張って新薬を出していますが、世界的には、そのボリュームは明らかに後塵を拝しています。また、応用医学の成功例であるCTやMRIも、日本からではなく海外に依存しています。このために文部科学省や厚生労働省は、日本の優れた医学研究をピックアップしてそれらを新しい医学の核にできないかと考えていわゆる「出口研究」を推し進めるようになってきています。このことは、今回ノーベル医学生理学賞を取られた本庶佑先生の基礎研究からもよくわかります。がんの基礎研究から、創薬へとつながり、「がん免疫治療薬」オプジーボを生みだしました。

　私、3年前、経済産業省の依頼により、フィリピン政府とのジョイントプロジェクトに参画し、日本の医療技術レベルという内容で講演をしてきました。この時同時に、わが国で胃カメラやCTなどを作っている医療機器メーカーさんも、フィリピンの政府や病院にアピールされていました。これは、官民が一体となって、日本の優れた医療技術をアジアに売り込みに行こうということで、日本も医学研究の売り込みに力を入れているのだと思いました。医療研究は、医療のみならず日本経済における原油となるものです。

　第四の理由は、知的好奇心です。人間は、新しいこと・未知なことを知りた

いという知的好奇心を満たしたいという欲求があります。これを満足させるのが研究です。あなたが医療関係者であればそれは医学研究ということになるのです。私が前述した「αアドレナリン受容体活性化が心臓でのアデノシンを増加させる」という事実を見つけたとき、私は「心が踊り、身が震える思い」をしました。そのような事実はどの教科書にも書かれていませんし、誰もそのようなことを予想だにしていませんでした。私が結婚してほどない時だったと思いますが、家内が大学から遅くに帰宅した私の様子がおかしいことに気が付き「何かいいことが大学であったの？」と聞いてきたのに対して、「私が世紀の大発見をして、今のところその事実を知っているのは私だけだ」と言い出し、その成果とその意義を夜中の12時ぐらいまで解説したのを覚えています。家内は文系なので何のことかわからず戸惑い、今後の結婚生活に不安を覚えたかもしれませんね。でも、その時のワクワク感のために医学研究を継続している部分は否定できません。

　ちなみにその論文は[6]、私の関与する循環器医学のなかでも最高峰に位置するCircuration Researchという雑誌にほとんどno commentsでアクセプトされました。そののちこんなに簡単に論文がアクセプトされたことはほとんどなく、ビギナーズラックと言わざるを得ませんでした。もしかすると、私を研究にいざなうためのトラップだったかも知れません。

　でも、この4つのみが医療関係者が医学研究をする理由でしょうか？　実は第五の理由があるのです。

1-4　医学研究をする本当の理由は？

　私は医療関係者が医学研究をしなければいけない一番大きな理由は、次の5つ目にあるのではないか、と思っています。例えばテレビは、電気物理を修めた物理学者、材料力学、電子力学などを修めた工学者、それをテレビに集約した技術者の研究および開発の成果でもってエンドユーザーである私たち消費者に届けられます。私たち一般のエンドユーザーは、年寄りであれ子供であれ、詳しい物理学、工学など知らなくてもテレビを上手に扱い、リモコン1つでテ

Ⅰ　概論

レビの恩恵を被ることができます。電子レンジもスマホもテレビゲームもしかりです。

　では、医学・医療はどうでしょうか？　医学・医療では、基礎医学者が、心臓の動きを規定するメカニズムを明らかにして、そこから薬理学者が心不全治療薬を作り、臨床医学者がその心不全治療薬が心不全をよくするのかを臨床研究にて明らかにして、その科学的研究成果を病院の勤務医や開業している医師、薬剤師、看護師など医療関係者が科学的に個別の患者さんに施す構図になっています。つまり、医学の場合、エンドユーザーは患者さんではなく医療関係者であり、その医学の伝道者たちが医学の集大成を患者さんに施すという特殊な構図になっています。

　われわれが一般的に用いるテレビと薬の間には大きな違いがあります。たとえば、治療薬として承認された心不全治療薬はテレビと違い、心不全を完全に治すようなものではありません。さらに、患者さんの状態、例えば、年齢、性別、薬剤の肝臓・腎臓などの薬剤代謝経路と患者さんの肝機能・腎機能の状態により、薬の効き方は明らかに違ってくるために、いかなる心不全治療薬が適切か決める必要があります。さらに、薬剤は、副作用が出てくるのでそれとの兼ね合いによって使用する薬剤量を決めなくてはいけません。また、詳細に患者さんの様子をみているとその薬剤が全く効果を発揮していないと判断するなら、そもそもその薬剤を使い続けるか、それとも止めるかどうかを決めないといけません。

　つまり、医学・医療においては、「その真のエンドユーザーは、薬の恩恵を直接被る患者さんではなく、医師などの医療関係者になっている」という点にその特殊性があります。医学における新しい治療方法の開発者も医療関係者なら、そのエンドユーザーも医師などの医療関係者なのです。この点が、テレビのエンドユーザーが一般消費者であるということと異なります。

　では、大切な実際の医療行為の決定を行う上で必要なものは何でしょうか？医学知識の習得はもちろんです。そのために、医師、薬剤師、看護師、検査技師は数百問もある国家試験問題をその知識を駆使して正解しないとその免許を得ることができません。でも、免許獲得だけでは、医療関係者としては不十分

1　医学における科学研究とは？

JCOPY　498-04872

11

です。それは、運転免許があるだけで十分な運転ができるわけではないのと同じです。というのは、患者さんの病態は多様で、薬剤も多様ですから、その臨床現場で必要となる判断力・現場力は、「科学する力」からしか生まれてきません。

科学に慣れ親しんでいれば、科学を貫く重要な哲学に気付きます。それは「再現性」です。医学・医療で最も大切なことは、この「再現性」です。というのは、医療現場では、見かけ上「再現性」が取れないことが多々あるからです。しかし、科学は「再現性」を担保します。「再現性」はコンスタントな「医学力・医療現場力」を提供するのです。極言すれば、「科学する力」がなければ、いくら医学的な知識があっても、いい医師にもいい看護師にもいい薬剤師にもなれないということです。「再現性」を見かけ上求めにくい医学において、「再現性」を求める姿はまさしく医療関係者の姿であり、その姿は科学するものにしか存在しません。

科学は、実臨床の中での「再現性」を最大限に実現するパワーを、医師や看護師に与えます。科学を知らない医師や看護師、薬剤師、検査技師は、医療行為のすべてを、それまでの自分の知識と経験にしか頼ることができないために、どうしてもその能力を患者さんに対して最大限に生かすことができません。

ニュートンは自分の人生を回顧して次のように述べています。

I do not know what I may appear to the world, but to myself I seem to have been only like a boy playing on the sea-shore, and diverting myself in now and then finding a smoother pebble or a prettier shell than ordinary, whilst the great ocean of truth lay all undiscovered before me. (Memoirs of the Life, Writings, and Discoveries of Sir Isaac Newton (1855))

この少年こそが、科学的な方法論を知らない医師に当たるのだろうと思います。真理の大海、つまり患者さんの複雑な病態の解明に漕ぎ出るための力は科学にしかありません。

Ⅰ　概論

でも、誤解しないでください。医療における知識を習得し、多くの経験を積むことがいい医療人たる必要条件であることは言うまでもないことです。

ここまでで、なぜ医学研究が必要なのかお判りいただけたかと思いますし、医学研究をやってみようと思われるようになったと思います。では、どのように医学研究を始めればいいのか、具体的に考えていきましょう。ここからは、私の研究歴を例にとって話をすすめていきます。

1-5　私が医学研究を目指したわけ

その前に、私のことを少し自己紹介します。私は、循環器内科医師です。履歴書は本書の最後に記載しています。もともと工学を目指しており、工学部3回生の時に、人工心臓の研究を行っている研究室に出入りしていました。赤松先生という先生がそのラボの主宰者でしたが、当時はまだ助教授（今の准教授）でした。その新進気鋭の赤松先生が人工心臓の研究をしていると聞いて、そのラボに学生の時に出入りしていたのです。

工学部から医学部の実験室に出かけていました。実験内容は、イヌに人工心臓をつなげると犬の生体反応がどのように変化するのかというものでした。当時は、拍動流か定常流か、どちらの人工心臓のほうがより生体にフィットするかという内容でした。機械工学的には、拍動流より定常流のほうが生み出しやすく、また、人工心臓自体の金属疲労も少ないために、定常流の人工心臓という方に傾いていました。いまでは、左室補助人工心臓（Left Ventricular Assist Devise: LVAD）は定常流でも問題がないと結論が出ていますが、当時はどちらがいいか、よくわからなかったのでした。私はまだ19歳、高校生とほとんど変わらない年齢でしたから、工学部の実験では味わえないような高ぶった気持ちで、何のことかわからないまま、医学部の実験室に出入りしていたことを思い出します。

私の出身高校は、普通科と理数科とあり、私は理数科に属していました。これは、入試の時にとくに選別されたものではなく、本人の希望で選ぶことができました。当時としては斬新なコンピュータプログラムの講義や、当時は大学

1
医学における科学研究とは？

の教養課程で学んでいた行列式を学んだり、大学入試には関係のない数学を学んだりしていました。そのカリキュラムの1つとして生物学IIという科目があり、生物学の教師が自由な実験をさせていました。確か私、図書館で調べてきた酵素学の理論から、Michaelis–Menten equation（ミカエル - メンテンの式）を知り、酵素反応速度の研究をしたことを覚えています。申し上げたい点は、高校生でも十分に医学関係の研究はできるということです。クラブ活動でも十分にレベルの高い医学研究ができます。数学の先生は松下先生、生物の先生は宮本先生・井上先生でした。

　ところが、実験現場で工学部と医学部の先生方のやり取りをつぶさに見ていますと、ある重要なことに気が付きました。それは、医学部の先生が、工学部の先生に対してすこし威張っているように見えるのです。本当はそうでないかもしれないし、実際はそうではないのですが、19歳の少年の目には確かにそう見えました。というのも、この共同研究の状況では、研究者は工学部の先生で、医学部の先生方はエンドユーザーだったのです。エンドユーザーですから「ここの形はこうしてほしい、カニューラの太さはこうしてほしい」など人工心臓の形状にいろいろと注文をつけます。工学部の先生方が、その注文に応じてベストな人工心臓を作り上げていったので、本当は工学部の方が上位にいたのでした。

　日本で初めて作られた左室補助人工心臓（LVAD）は、この若き赤松先生の手でその原型が作られたのでした。そのような「大人の事情」を全く理解していなかった19歳の少年は、これは医学部のほうがいいなと思い、工学部から医学部に転部したのが、工学部3年生終了時点。大阪大学医学部の3年生に編入学しました。いわゆる学士入学ですが、正確には学士ではありませんでした。というのも、受験資格に「教養課程を済ませた者」とあったので受験してみたのです。

　工学部3年生終了時点で医学部3年生の最初に入ったわけですから、大学は工学部と医学部で3年生を2回しています。留年ではなく3年生を2回したのは私ぐらいのものではないでしょうか？　ですから、大学生活を7年送っています。当時は、授業料が年間3万6千円でしたから、両親からも大きな

Ⅰ　概論

反対は出ませんでした。

1–6　恩師との出会い

　そこから、20年ぐらいたち、私も医者として独り立ちして、たまに各地で開催されている医師会の研究会に呼ばれるようになりました。あるとき静岡の講演会に呼ばれて、そのイントロで「私が工学部にいたこと、工学部から人工心臓の研究をしている医学部の松田先生や大頭先生と…」話をしているうちに、医学部に転部したことを話しました。落語の前説（まえせつ）のようなものですね。私は、まず、聞きたくもない心不全の話を医療関係者に聞いていただくために、聴衆の心をつかんで、そこから本当の話題に入ることを常としていました。

　講演会が終了したときに、座長の先生が、「いまの北風先生のお話、素晴らしいかったですね。特に前説がすばらしいですね。実は、私がその松田先生です」とおっしゃったときにはびっくり仰天しました。松田先生というお名前はよくあるので、まさか、この座長の松田先生が、あの工学部の学生を医学研究に導いた松田先生と同一人物だとは想像だにしませんでした。そのあと、終電ぎりぎりまで、懇親会では、当時の話でもちきりでした。

　皆さんは、これで1つ、研究の仕方を身に着けましたね。人工心臓のように、世の中に必要なものを自分で作成して、それを検証するというスタイルです。これが、私が初めて触れた医学部での医学研究です。弱冠19歳で、高校生とほとんど変わらない学生が触れた研究スタイルです。「鉄は早いうちに打て」です。ぜひ、高校生の方々にもこの本を読んでほしい。皆さん方の従妹や甥御さんのなかで医学研究に興味がある方にぜひこの本をおすすめください。

　私の研究は医者目線で、循環器内科に特化したものですが、その研究のスタンスは看護師、検査技師、薬剤師の方々にとっても同じですし、消化器内科、呼吸器内科を専門にしようとしている方、もしくは専門にしている方でも同じと考えてください。専門用語が異なるだけです。専門用語はその都度説明します。

さあ、医学研究をはじめよう！

　私のグループでも医学部保健学科で検査技師や看護師、薬剤師の免許のある者が、基礎研究をしていますし、臨床研究にも携わっています。そのような免許はなく理学部などから来た方も臨床研究や基礎研究をしています。医学の研究をするには、称号や肩書は必要ありません。必要なのは、好奇心、情熱、粘り強さ、そしてそれを支える体力と気力・精神力、それと身を投じる研究環境、これだけです。

II

基礎研究編

Ⅱ 基礎研究編

基礎医学研究の進め方

2-1 いい論文をめざそう

　ではここから、医学研究の進め方について私の実例に則してお話していきたいと思います。医学には、「自然科学に立脚した基礎研究」と「応用科学としての臨床研究」があります。私自身は、まず循環医学の基礎研究から入っていきました。循環器領域の基礎研究での最高の論文は、Circulation Research, Circulation に掲載され，臨床研究では Journal of the American College of Cardiology、Circulation、European Heart Journal に掲載されます。基礎研究一般では、Cell, Nature, Science, Nature Medicine, Nature Genetics, Nature Cell Biology, Nature Communication, Journal Clinical Investigation に掲載され、臨床研究一般は New England Journal of Medicine, Lancet, JAMA などに掲載されます。

　私の基礎研究は、もともと循環器もしくはその疾病に関係したものから始まりました。そのうちに分子生物学を駆使した研究に入っていくと、そこは免疫学も血液学も消化器学も関係のない、基礎研究という広い世界が待ち受けます。そのあと、私は臨床の場に出ても、あいかわらず基礎研究を行い、私の部下が Nature Medicine, Nature Genetics, Nature Cell Biology, Nature Communication に次々と論文を掲載しました。優秀な仲間、部下を持つことはとても大切であることがわかりますよね。と同時に、臨床の場で、臨床研究にも手を染めました。基礎研究と臨床研究の間に translational research があります

が、それを経由して、大規模臨床研究を始めました。

　私自身が行った臨床研究は、Lancet, Circulation, Journal of the American College of Cardiology などに論文化されましたし、指導した臨床研究も Circulation, Journal of the American College of Cardiology、と EBioMedicine に掲載されています。これは、自慢話ではなく、ここで私の話を聞いていただければ少なくともそこのレベルにまでは皆さん方をお連れできるのではないかと思っています。できれば皆さん方にはそれよりさらに上のレベルの研究をぜひ目指してほしいと思います。もちろん、私もまだ現役ですから誰にも負けないつもりでいます。

　では、まず基礎研究の話から始めましょう。

2-2　基礎研究に必要な 10 項目

　いま、この本を読んでいただいているのは、専門医をとってそろそろ博士号を取らなくてはいけない医学部卒業後 8 年目ぐらいの方、初期研修終了後基礎研究をしようと決心した医学部卒業後 3 年目ぐらいの方、薬学部や理学部、医学部保健学科を出て一段落して基礎研究をしようとしている方、または医学部生の方、もしくは高校生で生物クラブか何かで医学研究をしてみたいと思っている方、いろいろでしょうね。でも、どの方にも共通して必要なことは次の10 項目です。

①研究の目的はなにか、つまり何を明らかにしたいのか

②どのような特殊な方法論・実験系を持っているのか

③適切な指導者はいるのか

④研究資金・研究スペースはあるのか

⑤共同研究者はいるのか

⑥研究計画書はできているのか

⑦倫理委員会は通しているのか

⑧実験記録を残す準備はあるのか

⑨実験結果をレビューしてもらえる環境があるか

⑩論文を書くだけの英語力があるのか

です。

　え、どれもない？　でも心配いりません。実は、どれも今すぐには、基礎研究をする上で必要ではありません。まず、あなたの基礎研究をしたいという情熱だけで十分です。でも、研究を始めると、この10の関門はどうしてもクリアーしなければいけないものですので、一緒に1つ1つ解決していきましょう。ここから、その方法論をお教えします。

　でもとりあえず医学研究をしてみたいというだけではらちがあきません。あなたの医学基礎研究の活躍の場は、野球なのかサッカーなのか、バドミントンなのか、どこで活躍したいのかを明らかにしましょう。「とりあえず、いい研究をしたいのです、ノーベル賞を取りたいのです。」では、駄々っ子と同じで、何も獲得できません。医学研究には、戦略と戦術が必要です。

2-3　優れた基礎研究をするために

　では、「優れた基礎研究とはどのようなものか」を、次に考えてみましょう。実はこれは科学研究一般に通じることなので、基礎研究のみならず臨床研究についても同じことがいえます。ただ臨床研究にはその特殊性があるので、その点については後程述べたいと思います。

　研究には3つのパターンがあります。まず第一は、「発見的研究」です。細胞でも、小動物でも、遺伝子でも、新奇な現象を見つけることです。新奇な現象が見つかればその時点で、あなたの研究は成功です。たとえば、あなたが、心不全動物で未知の血中生理活性物質探索という研究をしていたとします。その時、ATPの代謝産物であるアデノシンが、心不全モデル動物の血中でその濃度が増加することを見出せば、その時点で勝ちゲームに入ります。

　ただ、新しい発見をしたときに、過去にそのような報告がないか、過去の論文をよほど詳細に調べる必要があります。私、昔 α_2 アドレナリン受容体刺激薬がアデノシンの効果を増強するという現象を見つけました[7,8]　図2-1 。もちろん論文にして Circulation Research や American Journal of Physiology に

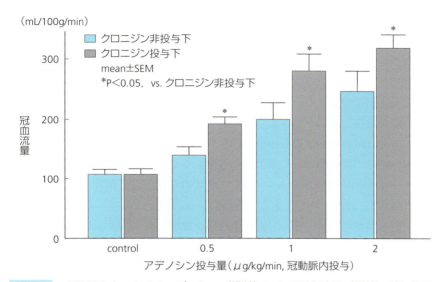

図 2-1 麻酔開胸犬におけるアデノシン（横軸）による冠血流量（縦軸）増加作用
アデノシンによる冠血流量増加作用が$α_2$アドレナリン受容体刺激薬であるクロニジンにより増強された。
(Kitakaze M, et al. Circ Res. 1989; 65: 1632-45[7])

　論文として投稿し、アクセプトしていただいたのですが、実験して必要な実験を過不足なく行い、データを整理して図表を作り、論文を作成しているときに、神経細胞を用いてアデノシン受容体と$α_2$アドレナリン受容体の間に相乗効果を示すということを分子生物学的に証明した論文を見つけて驚いたことがあります[9]。

　これは、私たちが見つけた冠血管でのアデノシン受容体と$α_2$アドレナリン受容体の間に相乗関係があるという現象を循環生理学的に証明したことと強く類似するからです。この論文を無視するわけにいかないので、論文の中でこの論文との差異について特に念入りにディスカッションしました。もし、将来「アデノシン受容体と$α_2$アドレナリン受容体の間に存在する相乗関係」が生物学的に大変重要だということになれば、誰が一番乗りかということを調査されて、その結果、私たちは負けてしまうことになります。

　ですから、ある研究を始める前に念入りにその周辺を調査（サーベイ）して

おく必要があります。孫子の兵法にある、「知彼知己、百戦不殆。不知彼而知己、一勝一負。不知彼不知己、毎戦必殆」です。「自分の能力」と「その立ち向かう対象のこと」を知らなければ戦うたびに負けますよ、というのはまさしくその通りです。優れた研究をする前には、かならず周辺の調査をするべきです。結婚でも、相手のこととその周辺を調査するのと同じです。でも、結婚の場合は、一時の熱情に駆られて「恋は盲目」となり、周辺が見えないこともありますが、研究は、かならず徹底かつ詳細な周辺調査が必要です。

　一方、自分の能力を知っていて、立ち向かう相手のことをよく知っていてもいいデータが出るとは限らないのが、「孫氏の兵法」と「研究」の差異です。そこには、「三国志」の中にある「天の利、地の利、時の利、人の利」があります。新しい発見には、どうしても偶然性が関与します。アルキメデスが入浴していてお風呂から水がこぼれるのを見て「アルキメデスの原理」を発見したとか、ニュートンが木からリンゴを落ちるのを見て「万有引力の法則」を発見したとか、ケクレが夢のなかで6頭の馬もしくは6匹の蛇が輪になっているのをみて「ベンゼン環」を思いついたとか、この手の話はたくさんあります。

　でも、そのような特徴的な話よりむしろ「なんとなくやってみた」らそうなった、という方が多いのかもしれません。「なんとなく思いつく」というのは AI が一番不得意なところだそうで、人間の行う研究の特徴かもしれませんね。でも、最近は網羅的にすべての遺伝子を検索するとか、すべての組み合わせをデータマイニングで検討するとかの方法論が出てきていますので、「なんとなく行う研究」の居場所が狭くなっていることは事実です。将棋の名人が AI に負ける時代ですからね。先ほどのアデノシンと α_2 アドレナリン受容体の関係の発見も、たまたま「ほかの研究」で α_2 アドレナリン受容体遮断薬であるヨヒンビンの投与実験をしていたそのあと、時間をおいてアデノシンの実験をしたところ、アデノシンの冠拡張作用が著明に減弱していたので、もしかするとアデノシンと α_2 アドレナリン受容体の間に何らかの関係があるのではないかと思い、研究を進めたところに「勝ちいくさ」につながりました。

　第二は、「解析的研究」です。ある事実はわかっている、ただなぜその事実がそのようになっているのかがわからない、それを明らかにするための研究で

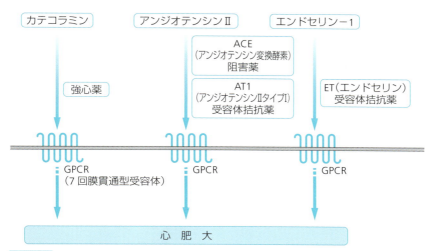

図 2-2　7回膜貫通型受容体活性化による細胞シグナル伝達
カテコラミン、アンジオテンシンⅡ、エンドセリン-1 は 7 回膜貫通型受容体（GPCR）の活性化により、心肥大などのシグナルを個別に細胞に伝達するとされていた。
(Asakura M, et al. Nat Med. 2002; 8: 35-40 [13])

す。例えば、カテコラミンやエンドセリン、アンジオテンシンなどが結合する受容体は別々のものですが、その受容体は 7 回貫通型の G protein-coupled receptors（GPCRs）として知られており、共通した特徴を有しています 図 2-2 。文字通り、その受容体蛋白が、細胞膜を 7 回出入りしているのです。

　細胞の生物反応は、おのおの異なる受容体を介して生じていることはご存知だとは思いますが、生物学はよく勉強しなかったという方のために、簡単に説明します。受容体とは、細胞膜上あるいは細胞内の核などに存在し、ホルモンや抗原・光など外から細胞に作用する因子（リガンドといいます）と反応して、細胞機能に変化を生じさせるもので、鍵と鍵穴のような関係です。たとえば、副腎髄質からアドレナリンが産生されますが、このアドレナリンがリガンドとして、α 受容体や β 受容体に作用して、血管を収縮させたり心筋収縮性を上げたりするわけです。

　このカテコラミンやエンドセリン、アンジオテンシンにより活性化された

GPCRs が、epidermal growth factor（EGF）などのリガンドでしか活性化されない epidermal growth factor receptor（EGFR）を活性化するという現象があります。これを transactivation といいます。適切な日本語訳がないので、日本語でもトランスアクチベーションといわれています。簡単にいうと、特殊な鍵（カテコラミンやエンドセリン、アンジオテンシン）とその鍵にあう鍵穴（GPCRs）により細胞反応が生じるのですが、その開いた鍵穴が、まったく別の鍵（EGF）でしか開かない鍵穴（EGFR）を開けてしまったということです。奇妙な現象だということがわかりますよね。当然、生物学者も鍵屋さんと同様に、ある受容体がほかの受容体の活性を上げることは想定されていませんでした。

　そこで、そのメカニズムについての研究が始まりました。メカニズムとは「A → B」の「→」の部分です。つまり、なぜ、ある鍵穴がほかの鍵穴を開けるのか。ほかの鍵穴は、通常は、ほかのカギを用いてしか開かないはずなのです。鍵があくと、当然部屋の中に入れますし、金庫であれば、そこからお金を取り出します。つまり、鍵が開いたことにより、次のアクションが出てきます。受容体も同じで、受容体がリガンドで活性化されると、そのあとシグナル伝達というカスケードが動き始めます。例えば、GPCRs の下流にあるシグナルとしては Gs/Gi 蛋白を介した cyclic AMP-protein kinase A 系、Gq 蛋白を介した deacylglycerol-protein kinase C 系などがありますが、それ以外にも ERK や calcineurin, P70S6 キナーゼも関係することが知られています。これらのシグナル伝達は、最終的に核やミトコンドリアなどの細胞内の構造物に届いて、そこから蛋白合成を増加させたり、逆に低下させたりして、細胞機能を調整するわけです。

　たとえば、カテコラミン― GPCRs 活性化―細胞内シグナル伝達の賦活化は、心臓では心肥大に関係します。細胞内シグナル伝達は、多くはあたかも 400m リレーにおけるバトンのようにリン酸基を受け渡すことにより、シグナル伝達をつなげていきますが、これらのリン酸化酵素が EGFR をリン酸化してその活性を変えるということが報告されています[10]。興味深いことに、心筋肥大シグナルの上流に EGFR を構成するアミノ酸のうちチロシンのリン酸化が関与

することが報告され、GPCR活性化とEGF受容体活性化の関係が注目されていました。つまりカテコラミンで開くGPCRという鍵穴が、EGFRという別の鍵穴を開けたことになります。誰もが容易に想像するのは、GPCRの下流にあるシグナル伝達をつかさどるリン酸化酵素が、細胞の内側からこのEGFRという別の鍵穴を開けたことになります。これがtransactivationです。

　ところが、1999年のNatureに、GPCRsによるEGFRのtransactivationにmetalloproteinase（メタロプロテアーゼ）とproHB-EGFがかかわっていることが報告されました[11]。これは新しいtransactivationに関与するシグナルを見つけたわけですから、Natureに載るわけです。Natureは、基礎研究ではトップクラスの雑誌で、昔テレビのコマーシャルであった「いつかクラウン（を持ちたい）」というのにひっかけて「いつかネーチャー（に論文を掲載する）」といわれるぐらい基礎研究者の羨望の雑誌です。

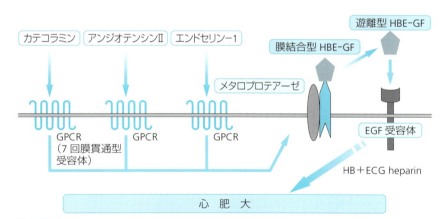

図2-3　7回膜貫通型受容体活性-ADAM12-HB-EGF-EGF受容体活性化による新規細胞シグナル伝達機構の解明

カテコラミン、アンジオテンシンⅡ、エンドセリン-Iなどの7回膜貫通型受容体の活性化により、ADAM12であるメタロプロテアーゼの活性化が引き起こる。このADAM12の活性化は、膜貫通型HB-EGFを遊離型HB-EGFに変換する。遊離型HB-EGFはEGF受容体に結合し、EGF受容体をリン酸化することにより、心肥大などのシグナルを細胞に伝達する。このシグナル伝達の様式をinside-outsideシグナル伝達という。

(Asakura M, et al. Nat Med. 2002; 8: 35-40 [13])

この論文を見た私のグループの朝倉正紀先生（現　兵庫医科大学教授）が、「メタロプロテアーゼは蛋白分解酵素だし、proHB-EGF が関係するということは、メタロプロテアーゼが細胞膜にくっついている proHB-EGF を遊離型に変えて（shedding といいます）、細胞外に遊離した HB-EGF[12] が細胞の外から EGFR を刺激しているのではないか」と考えました 図2-3 。そこで、これに関係した実験を、直接の上司だった阪大一内の高島先生（現　阪大医学教授）と HB-EGF を同定した阪大生化学教室の東山茂樹先生（現　愛媛大学教授）と始めました[13,14]。

まず、ラット培養心筋細胞を用いた実験から、HB-EGF という増殖因子自体に心筋細胞肥大作用を有することを明らかにしました 図2-4 。これは、培

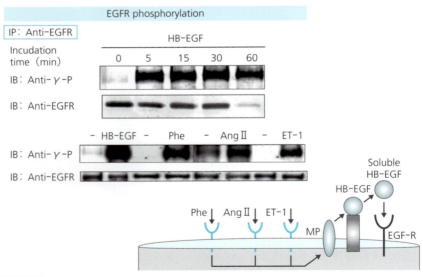

図2-4　ラット培養心筋細胞における GPCR アゴニストによる EGF 受容体リン酸化

ラット培養心筋細胞に対して HB-EGF を添加すると用量依存性に EGF 受容体のリン酸化が生じる。その現象は、フェニレフリン（Phe、αアドレナリン受容体刺激薬）、アンジオテンシンⅡ（AngⅡ）、エンドセリン-Ⅰ（ET-1）により再現された。

(Asakura M, et al. Nat Med. 2002; 8: 35-40[13])

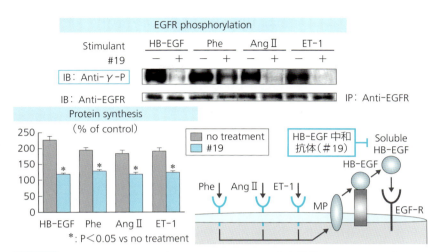

図2-5 ラット培養心筋細胞におけるHB-EGF中和抗体のGPCRリガンドによるEGF受容体リン酸化遮断現象

ラット培養心筋細胞においてHB-EGFおよびフェニレフリン（Phe）、アンジオテンシンII（AngII）、エンドセリン-II（ET-1）によるEGF受容体のリン酸化は、HB-EGFの中和抗体により抑制された。このことから、フェニレフリン、アンジオテンシンII、エンドセリン-IIのEGF受容体のリン酸化はHB-EGFを介することが明らかとなった。

(Asakura M, et al. Nat Med. 2002; 8: 35-40 [13])

養心筋細胞にHB-EGFを添加すると心筋細胞蛋白合成やANF遺伝子発現レベルの亢進から証明します。ANFとはヒトではANP/BNPと同じで心筋細胞にしか発現していない遺伝子です。さらにHB-EGFによる心筋細胞肥大効果は、HB-EGF中和抗体 図2-5 やEGF受容体遮断剤を用いると抑制されたことから、EGF受容体を介していることもわかりました。このことは、HB-EGFは、EGF受容体に結合して心筋細胞肥大作用を有することを示唆してます。

さらに非常に興味深いことに、これらのHB-EGFのEGF受容体活性化による心肥大シグナルは、カテコラミン、アンジオテンシンIIの心肥大シグナルに連関していました。つまり、カテコラミンやアンジオテンシンIIの刺激により、ラット培養心筋細胞のEGF受容体がリン酸化され、HB-EGF中和抗体を用いることによりそのリン酸化が完全に遮断されることから、カテコラミ

ン、アンジオテンシンⅡ刺激は、HB-EGFによるEGF受容体リン酸化を介していることが示唆されます。この結果は、従来アンジオテンシン・カテコラミンなどの受容体を単独にブロックして治療していたわけですが、それらのシグナルが集約する根本で治療することでより大きな治療効果が得られることが期待される結果です。

さて、カテコラミンやアンジオテンシンの心肥大シグナルに、HB-EGFの関与が重要であることが明らかになったわけです。そこで、次にHB-EGFの活性化の機序を検討します。HB-EGFは膜結合型として細胞膜に存在しており、種々の刺激によるメタロプロテアーゼの活性化によりプロセシングを受け、遊離型として細胞外に分泌されます。この遊離したHB-EGFがEGF受容体に結合し、EGF受容体をチロシンリン酸化することにより、細胞内シグナ

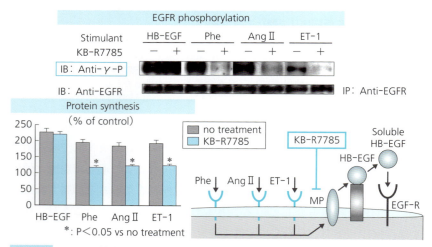

図2-6 ラット培養心筋細胞におけるメタロプロテアーゼ阻害薬（KB-R7785）によるGPCRリガンドを介したEGF受容体リン酸化遮断現象

ラット培養心筋細胞にフェニレフリン、アンジオテンシンⅡ、エンドセリン-Ⅱによる EGF 受容体のリン酸化は、メタロプロテアーゼ阻害薬（KB-R7785）により抑制されたが、HB-EGF による EGF 受容体のリン酸化は KB-R7785 では抑制されなかった。このことから、フェニレフリン、アンジオテンシンⅡ、エンドセリン-Ⅱの EGF 受容体をリン酸化はメタロプロテアーゼによる HB-EGF の遊離現象を介することが示唆された。

(Asakura M, et al. Nat Med. 2002; 8: 35-40 [13])

ルを伝達するわけです 図2-6 。つまり、アンジオテンシンやカテコラミンによる心筋細胞肥大作用は、メタロプロテアーゼ阻害薬にて遮断されることが明らかとなったことになります。このことは、アンジオテンシンによる心筋細胞肥大シグナルには、メタロプロテアーゼによる HB-EGF 遊離が重要な役割を演じていることが示唆されます。

さらに HB-EGF 遊離を引き起こすメタロプロテアーゼは、PKC を beit（バイト、釣り餌）にした yeast two hybrid 法により、ADAM 12（a disintegrin and metalloprotease）の関与が示唆されました。ADAM ファミリーは、MMP（matrix metalloprotease）ファミリーと並ぶ大きなメタロプロテアーゼファミリーであり、最近、増殖因子の shedding に関与するメタロプロテアーゼファミリーとして非常に注目されています。この ADAM 12 活性を消失させたアデノウイルスをラット培養心筋細胞に導入すると、カテコラミンによる EGF 受容体のリン酸化が完全に消失することから、GPCR リガンドによる EGF 受容体の transactivation に重要な役割を演じていることが明らかとなりました

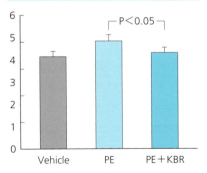
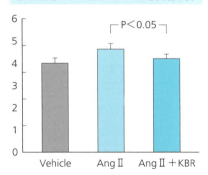

図2-7　メタロプロテアーゼ阻害剤の心肥大抑制作用 -1

フェニレフリンを 7 日間、インフュージョンポンプで注入するか、アンジオテンシンⅡを 14 日間、インフュージョンポンプで注入することにより、7 回膜貫通型受容体活性化によるマウス心肥大モデルを作成した。さらに、同期間、メタロプロテアーゼ阻害剤 KB-R7785 を投与した。KB-R7785 の投与により、フェニレフリンやアンジオテンシンⅡによる心肥大が有意に抑制された。

(Asakura M, et al. Nat Med. 2002; 8: 35-40 [13])

図2-3 。

　それから、この効果が動物モデルでも認められるのか、検討しました。GPCR シグナルによる心肥大モデルとして、フェニレフリン又はアンジオテンシン注入モデルにても検討を行いました 図2-7 。両 GPCR アゴニスト（刺激剤）注入モデルにおいて認められた心重量 / 体重量比の増加は、メタロプロテアーゼ阻害薬（KB-R7785）投与により低下しました。このような実験系は、薬理的心肥大モデルとして知られています。でも、薬物で心肥大を起こすわけで高血圧などで生じる心肥大とは異なります。

　そこで、マウス横行大動脈を縮窄する圧負荷心肥大モデルで検討します。マウスの大動脈を狭窄すると、心臓にとって圧負荷となり、あたかも高血圧や大動脈弁狭窄症のような心肥大が起こります。この圧負荷マウスにおいては、数週間で心肥大・心不全が生じますが、メタロプロテアーゼ阻害薬 KB-R7785 を 4 週間投与することにより、心 / 体重量比および心不全が有意に抑制されることを確認しました。また、圧負荷により低下した左室局所短縮率（fractional shortening）も、メタロプロテアーゼ投与によりコントロール値（圧負荷前の状態、コントロールとは対照群という意味）まで復しました 図2-8 。

　さらに、心筋において、メタロプロテアーゼ阻害薬投与により HB-EGF の遊離が抑制されているか否かを検討するために、左室における HB-EGF 蛋白質発現を検討したところ、メタロプロテアーゼ阻害薬非投与群では、遊離型HB-EGF が大半であったのに対して、メタロプロテアーゼ阻害薬投与群では膜結合型 HB-EGF が大半であり、このことは、メタロプロテアーゼ阻害薬投与により HB-EGF プロセシングがマウス心においても抑制されていることを示唆していることになります。これらの 2 つの動物モデルにおける検討より、生体内においてもメタロプロテアーゼ活性化 HB-EGF 活性化機構が働いていることが示されました。

　一方、マウス大動脈縮窄による圧負荷心肥大モデルにおいていかなる遺伝子が変化し、さらにそれらの遺伝子変化が、ACE 阻害剤やアンジオテンシン受容体拮抗薬の投与により制御されている否かを、DNA マイクロアレー法を用いて検討してみました。DNA マイクロアレー法というのは、数万から数十万

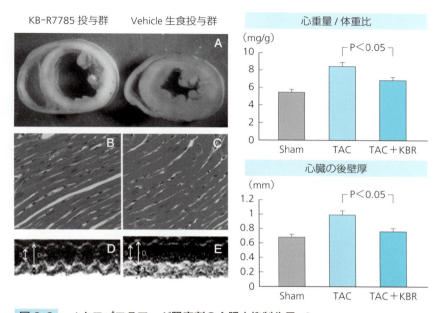

図 2-8　メタロプロテアーゼ阻害剤の心肥大抑制作用 -2
マウス大動脈縮窄による圧負荷心肥大モデルを作成した。KB-R7785 投与により、心/体重量比、組織学的心筋肥大などが有意に抑制された。

(Asakura M, et al. Nat Med. 2002; 8: 35-40 [13])

に区切られた基板の上に DNA の部分配列を高密度に配置して固定したものを指します。この固定した遺伝子断片と、細胞から抽出した mRNA を逆転写酵素で cDNA に変換したものを基板上の DNA 配列に対してハイブリダイゼーションすることによって、細胞内で発現している遺伝子情報を網羅的に検出することができます。簡単に言えば、すべての遺伝子発現を一度に観察できる優れものです。

　心肥大期の心筋を用いた DNA マイクロアレーの結果から、*HB-EGF* 遺伝子発現レベルの上昇が認められました。この発現上昇は、ACE 阻害薬によって有意に抑制され、アンジオテンシン受容体拮抗薬の投与によっても HB-EGF の発現レベルは有意に抑制されました。さらに ACE 阻害薬とアンジオテンシン受容体拮抗薬の併用によっていかなる遺伝子群が変化するかを検討しました

が、併用群においても、*HB-EGF* の発現上昇は有意に減少しました。

　さらにこの研究は、中国からきていた留学生 Liao 先生が高コレステロール血症治療薬のスタチン[15] 図2-9 やメタボリックシンドロームの際に低下するアディポネクチン[16] がこの *HB-EGF* を介した EGFR のシグナリング経路を使っているということを発見して、臨床とのつながりも確認されたことになります。

　朝倉先生が論文を読んでいて、ふと疑問が生じたところから大きく広がった研究でしたが、大きな研究の動機は、*HB-EGF* の発見者の東山先生が近くにお

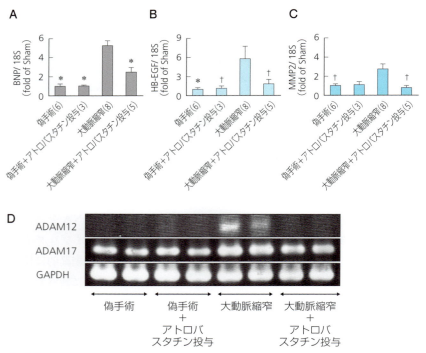

図2-9　スタチンによる心肥大抑制作用
マウス大動脈縮窄による圧負荷心肥大モデル（TAC）において、アトロバスタチンがBNP、HB-EGF、MMP2 および ADAM12 発現増加を抑制した。
　　　　　　　　　　　　　　　（Liao Y, et al. Hypertension Res. 2008; 31: 335-44[15]）

Ⅱ　基礎研究編

られたことです。共同研究者の存在はとても大切です。

　ここまで、まとめますと、「ある事実はわかっているのだが、なぜその事実がそのようになっているのかがわからない、そのメカニズムを明らかにする」という解析的研究でも、発見的研究に勝るとも劣らないレベルの研究が可能なのです。メカニズムを明らかにするという研究は、医学ではその「A → B」の確からしさを担保する大変重要な研究と位置付けられています。これは、医学研究の特殊性でしょうね。

　第三は、「発明的研究」です。これは、例えば新しいものを作ることになります。一番典型的なのが人工心臓ですよね[17, 18]。流体力学も材料力学も心臓力学もすべて明らかになっている中で補助人工心臓を作るというのは発明的研究です。循環器領域で言えば、冠動脈形成術施行の時に冠動脈が再度狭窄しないように冠動脈にいれるステント、心臓の刺激伝導系に異常があるときに生体内に入れる人工ペースメーカー、心電計などがそれにあたり、他分野で言えば、CT[4] や MRI[5] などもまさしく発明的研究で、それらは基礎研究でも応用医学の分野に入ります。

　もちろん、創薬も発明的研究ですよね。創薬で有名なのはスタチンを開発した遠藤章先生でしょうか？　一度、遠藤先生と座談会をさせていただく機会がありました[3]。その座談会の時に、「なぜスタチンの研究を始められたか」とその動機について尋ねました。先生は「私が研究を始めた当初はまだまだ日本は貧しかったが、日本でも高度経済成長の兆しがあった。そのため、今後、食生活が欧米化した時にコレステロールが問題となる、だから、コレステロールを下げる薬を今から開発しようと考えたのだ」とおっしゃられました。数十年先を読んだ慧眼が、遠藤先生の高コレステロール血症の創薬研究の動機だったそうですが、そう思われたのが 1960 年代だったから驚きです[19]。

　なぜ遠藤先生がそのように思われたかとかというと、遠藤先生がアメリカに御留学中に、高コレステロール血症の方がアメリカに 1,000 万人以上もおり、冠動脈疾患で年間 60〜80 万人亡くなっていることを知ったからです。帰国後、アオカビから高コレステロール血症治療薬のスタチンのもとになるコンパクチンを見出されました。ちょうどフレミングがアオカビからペニシリンを見つけ

2

基礎医学研究の進め方

さあ、医学研究をはじめよう！

たのに触発され、農学部のご出身だった遠藤先生はアオカビからコンパクチンを発見されたそうです。これが1973年のことでした。

　私どももいま心不全の新しい薬を作ろうとしています。でも、昔と違い低分子化合物のパネルが各大学にはあり、私どものターゲットとしている心不全関連蛋白の活性を上げるものをそのパネルにある30万もの低分子化合物から見出すという方法論をとっています。これも発明的研究です。遠藤先生のご業績は、ノーベル賞を取られても不思議ではなく、発明的研究も、行う価値が十分にありますよね。

　このように基礎研究は、大きく分けて、①発見的研究、②解析的研究、③発明的研究とあります。どれも手法は違いますが、無から有を生じようとさせる点が共通です。臨床研究は、無から有を生じることはなく、私たちの臨床の観点からは見えていないものを、見るようにしようとするものといえましょう。ただ、人の血液や組織から新しいものを見つけるという仕事は臨床から端を発しておりますが、行っていることは基礎研究です。それでは、実際どのようにして基礎医学研究を行っていくのか考えてみましょう。

Ⅱ　基礎研究編

基礎医学研究の実際—何をするのか？

2-2に書いたように（p.19）、まず、一番大切なことは、あなたが「何について の研究を」したくて、その研究を成功させるには、「どのように」するか という点です。研究は実はこれにつきます。

3-1　あなたは何を明らかにしたいのか

研究を始めるにあたってまず一番大切なことは、「あなたは何の研究をした いのか」です。これを明らかにしなくてはいけません。つまり動機です。そし て「それをどのように具体化して」、「どのような結末が得られるのかを想像す ること」が大切です。ただ、その想像通りにいけばそれは大した研究ではあり ません。あなたが想像できることぐらいは誰でも想像できるからです。

研究の一番大きな醍醐味は、自分の想像を超えた自然界の真理・摂理に触れ ることができることで、研究結果に予期しないことが出てくれば、研究は成功 に近くなります。研究が思い通りにいかないことは、実は喜ぶべきことなので す。

でも、まず何かを始めなくてはいけません。私は、何か決めるときは、座標 軸で考えることにしています。今日は、中華料理、大阪市内のレストラン、予 算は1人2,000円ぐらい、人数は4人、となるとある程度どこのレストランに 行くかが絞られます。あたかもレストランを決めるように、何の研究を始める か、決めていきましょう。レストランと研究を一緒にするのはいかがなものか、 という意見もありますが、研究はレストラン選びと同じようにお気軽に取り組

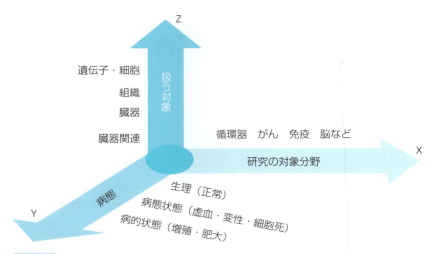

図 3-1　何の研究をするかについての決定方法

んでいけばいいのです。

　研究には X-Y-Z の 3 つの座標軸が必要です 図 3-1 。まず、X 軸、これは研究の分野です。もし、あなたが循環器分野で研修していて循環器分野で基礎研究をしたいと思ったら、まず 1 つの軸は決定です。X 軸は循環器です。研究の材料としてまたターゲットとして扱う細胞や臓器は、心筋細胞、平滑筋細胞、心臓、血管となります。次に Y 軸です。循環器分野といっても細分化されていますので、循環器病の中でどこにターゲットを充てるかです。これは、私の専門分野ですので話が進めやすいです。循環器病学で言えば、あなたの疑問もしくは明らかにしたい点が、①心筋虚血、②心不全、③不整脈、④肺高血圧、⑤末梢血管障害のどの分野に相当するのかということです。それではなく、あなたはなぜ心臓が動くのか、なぜ心臓には収縮と弛緩があるのか、なぜ、血圧の変動にも変わらず心臓への血流（冠血流量）は一定に保たれているのかという、心臓の不思議を解明したいと思っているかもしれません。つまり、⓪正常心ということになるのでしょうか？　Z 軸は、どのような実験系を組むかという方法論です。培養細胞を使うのか、組織を使うのか、心臓という臓器を使う

のか、それとも生体の中での心臓を扱うかということです。これは、X・Y軸を決めた後に最適なものを決めます。このX・Y・Z軸によってどのような研究をするかが決まります。

では、試しにY軸として「正常心」にピン止めをしてみましょう。とすると、あなたのテーマは「循環生理学」ということになります。なぜ、心臓には、収縮と弛緩があるのか、心臓の弛緩は何で規定されているのか？　これを知りたいというのがあなたの動機です。Z軸は方法論ですから後から決めればいいのです。

そこで、すこしあたりを見回してください。循環生理学でどのような研究が今なされていて、いま何がトピックスになっていて、どのような方法論が用いられていて、どのようなデータが出てきているのか、それらを調査するのです。あなたの研究に行うだけの価値があるか調べないといけません。研究は、二番手では意味がないからで、狭い分野でも一番手でないといけません。本当にそこに温泉が出るかどうかは試しに地面にボーリングをして調べてみることが必要です。そんなことをしなくても私のしたいことをするのだ、という考えもあります。でも、それはお勧めできません。我流では決してうまくいかないことは「風姿花伝」が教えるところです。少しでも「風姿花伝」を見習って、この分野での私の研究経験をすこし述べたいと思います。ただ「風姿花伝」は一子相伝ですが、本書は違います、すべて表示します。

最近、循環器病学では、心臓の収縮性の保たれた心不全（Heart Failure with Preserved Ejection Fraction：HFpEF）、つまり心臓の弛緩・拡張が障害された心不全がトピックスになっています。そこで、あなたは、「うん、心臓の収縮と弛緩の研究をしよう」と決めるわけです。

3-2　私が明らかにしたかった心臓生理学とその研究

正常心にピン止めしたときに、次の方向は、正常心の何にターゲットをあてるかが重要となります。私が、生理学の研究を始めたときは、HFpEFは影も形もありませんでした。ですので、もともとは、「心機能」を研究する選択肢は、

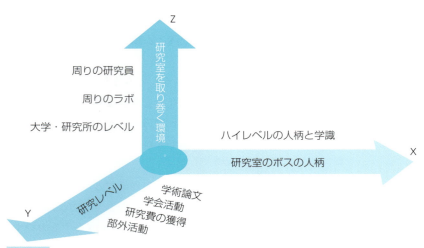

図 3-2　どこの研究室に入るかについての決定方法

私にはありませんでした。正常の心臓の研究といっても、心機能研究、冠状動脈研究、刺激伝導系の研究を、生理学的方法論、組織学的方法論、分子生物学的な方法論を用いて行うため、その方向は多岐にわたります。それらのうち、どれから始めてもいいのですが、私の場合は「心機能」研究から入っていきました。

　その理由は、もともと工学部で、材料力学、流体力学、レオロジーなどに興味を抱いていたこと、また、入局した当時の医局の中で、自分の配属になった研究室が「心機能」の研究を始めていたからです。そのラボは、心機能の研究を始めて4〜5年たった段階でしたが、まだ論文化されるような研究成果が出ていなかったので、ちょうどいいと思いました。当然、研究は1人ではできないので、どこかの研究室に所属して、1人ないし数人で研究することになります。この時にどのような研究室を選択するのかは少し悩むところです。その点について、少し述べてみたいと思います 図 3-2 。

3-2-1 ▶ どのような研究室を選択するのか

　研究室を選択するときに一番大事なのは、その研究室のレベルではなくて、その研究室の指導者の性格です。これがX軸です。たとえば、数人の若い研究者に同じ研究テーマを与えて、いち早く結果を出してきた研究者を評価して、それ以外のものを切り捨てるという指導者の話を聞いたこともありますし、今でいうパワハラまがいの指導者もいますので、その研究室の評判を周りから情報収集することが大切です。これは飲み屋を選ぶ時でも同じで、ふらふらと、きれいな看板女性に引き込まれて暴力飲み屋に入ると、法外な料金を取られたという話はたまに聞きますよね。それと同じです。留学でも、そこのラボが何をしているということと同時に、そこのボスの評判を気にするようにと常々私は若い人に言っています。数年間、そのボスと研究を共にするわけですから、相性が合わないボスだと最悪です。私の周りでも、ボスと性格が合わず、数カ月で留学から戻ってきたという研究者、何人もいます。でも、あなたに対して甘いボスを選べ、と言っているのではありません。ボスの資質としては、「ハイレベルな人柄」と「豊富な学識」と、「高い研究センス」です。

　次に大切なのは、研究室のレベルです。Y軸です。研究室のレベルの判断は、昔は大変難しく、学会でのアクティビティから推測するしかなかったのですが、今はいとも簡単にわかります。PUBMED（https://www.ncbi.nlm.nih.gov/pubmed/）という文献検索システムで、そこに所属している研究者の業績を調べればいいですし、また、ネットを用いれば、過去の学会のシンポジウムなどで、そこの研究室がどのような発表をしているかがわかります。PUBMEDでKitakaze-Mと検索すれば、私がどのような研究をしてきて、何に興味があるかわかります。ただ、論文化されるまでには数年の時間がかかりますので、たった今のそこの研究室の現状はわかりません。何万光年もの彼方から発せられる今見ている星の光は何十年も前のものというのと同じです。でも、学会の抄録をみれば、今そこの研究室で、どのような研究をしているかはわかります。

　確立された研究室では、データを出すためのシステムが完成しています。そ

のような研究室に入ると、工場での歯車のように、ボスの考えた全体の研究の一部を遂行することを期待されるため、がっかりすることがあります。ただその反面、そのシステムに沿って研究成果が上がれば、研究の方法論を早く習得でき、あなたの論文化は早くなります。さらに、老舗の研究室は、論文化へのルートや論文の編集者とコネクションがあるために、同じような成果が出てきても、実績のない研究室の成果より、より早くよりレベルの高い雑誌に論文化されやすいのです。

　逆に、ほとんど研究成果が上がっていない研究室に入りますと、なんでもやらせてもらえる分だけ、研究成果への成功ルートが確立されておらず、苦労することが多いのです。研究を開始するのが入り口、論文化が出口だとすると、そのルートを確立しているラボに行くということは選択肢の1つとなります。その研究室の伝統ですよね。これはその分野におけるその研究者・その研究室の信用度ということができると思います。いい研究を出している研究者の次の論文はある程度信用してもらえますが、そうでないと同じ内容の研究成果が出てきてもアクセプトされにくいということはよくあります。

　あなたがまだほとんど研究したことがなくて、色々と方法論を学びたいと思うのなら確立された研究室に行けばいいですし、ある程度研究をやってきているのなら、まだ十分に研究成果の出ていない研究室で、大きな研究をさせて頂くのがいいでしょうね。

　もう1つ大切なことは、研究室を取り巻く環境です。Z軸です。自分の同僚と先輩は特に大事です。というのも、研究生活を送るうえでほぼ1日の半分を研究室で過ごすわけですから、そこにいる方々の人柄も特に大事になります。私の後輩や部下、知り合いの先生でも海外に留学されたときに、そこの仲間と折り合いが悪くてパワハラにあい、帰国してきた人を何人も見ています。もちろん本人のレベルやスキルに問題がある場合もあるのですが、明らかに先方がおかしいラボもたくさんあります。やはり、自分の研究を取り巻く環境を良く調査することがとても大切です。これには、そこのラボに今おられる方、もしくはおられた方に直接お話を伺うのがいいでしょう。ただ、日本人は、直截的に相手の悪い判断を言わないので、その方の微妙な言い回しも見逃さないこと

が大切ですよね。

3-2-2 ▶私の場合： 研究の場の選択

　私は、医学部を卒業して、すぐに阪大第一内科の大学院博士課程に入りました。当時は 2 年間の臨床研修を大学で行い、そのあと外部の病院で 3〜4 年研修するというのが通例でしたから、かなり異色でした。どうしても研究を早く始めたいという私の希望と、阪大第一内科の当時心臓グループ（心研と呼んでいました）のリーダーだった井上通敏講師（現　大阪医療センター名誉院長）の計らいでした。ただ、最初から研究だけではまずいという上層部の判断で、私は病棟で研修をさせてもらい主治医をしながら研究するということになりました。

　これは、現在では、少し問題のあるところです。医学部の大学院生という学生の身分でありながら、附属病院の業務をすると、医師免許があるといいながらも、病院での臨床業務に対して責任が取れないし、また逆に針刺し事故があったときなど、私の身を守る法的手続きがとれないので、あまりよくないのです。そのために、たしか病棟主任の手伝いをするということで、第一内科の研修生か何かにしていただいて、そのギャップを埋めていただいたように思います。

　いずれにせよ、当時、心臓生理学の研究は、堀正二先生（現　大阪府立がんセンター名誉総長）、辻岡克彦先生（元川崎医科大学教授、ご逝去）、福並正剛先生（現　大阪急性期医療センター院長）、石田良雄先生（現　市立貝塚病院副院長）が大型動物（イヌ）を用いた心臓力学の解析をされており、そこに私を加えていただいたことになります。私の後に、中島茂先生（現　中島内科クリニック院長）がジョインされ、大人数の研究グループになりました。ここのラボは、心臓生理学研究が始まって 5 年目、学会発表はするものの英文論文は 1 報もなく、トップレベルのラボとはいいがたい研究室でした。

　当時、第一内科心臓研究室では、世界に先駆けて心臓超音波検査を行った仁村先生・松尾先生の研究室、心臓の生化学的研究ではこれまた世界的な多田先

さあ、医学研究をはじめよう！

生の研究室が台頭していましたが、当時の第一内科教授阿部先生が、肝入りで作られた情報研究室の流れを組んだ心研の基礎研究グループに参画させていただいたことになります。いい言い方をすれば未知の可能性を秘めた伸びしろの大きなラボといえますし、少し意地悪な言い方をすれば研究費はどんどんと使うが、研究成果が上がらない研究室といえます。好むと好まざるとにかかわらずこの研究グループに入ったことは、その後の私の研究人生に、大きな影響を及ぼしました。つまり、私は、まだ一流でもないし、かといって二流でもないまだ評価が決まっていないラボに入ったことになります。でも、このラボの選び方が1番いいと思います。第一内科という組織から将来を期待され、グループの方々がやる気をもっているラボだったからです。

3-2-3 ▶ 私の場合：どのように生理学的研究を進めたか

　当時は、心臓の収縮性についての生理学的研究が花ざかりで、「循環器学会で心機能を研究しないものは人ではない」という印象を持っていたのは私だけではなかったと思います。心臓の収縮性については、佐川喜一先生、菅弘之先生の E_{max}（Ees）理論が脚光を浴びておりました[20]。X軸に左室容積、Y軸に左室圧をとると収縮末期の圧 - 容積関係（P-V loop, Pは左室圧、Vは左室容積）は直線になり、その傾きをEes（Elastance of End-systole）とするとその傾きが収縮性の指標になるというものです 図3-3 。これは、心臓を弾性体と考えたときに、ばねにおけるフックの法則 F=-kX（F=張力、X=静止時からのひずみ）のKがそのばねの強さを表すことと相似と考えて、P=Ees・Vとしたものです。

　臨床現場でもこの概念は応用されています 図3-4 。この図は、1-5（p.13）で御紹介したLVADを付けた重症患者さんがLVADを取り外せるぐらい心不全が改善したかを検討するドブタミン負荷試験や、水負荷試験を示しています。ドブタミン負荷試験でEesが改善すれば、心機能不全がよくなっていることを示すわけです。この改善の度合いでLVADからの離脱を判定します。しかし、このEesの基礎研究は佐川・菅先生たちによりほとんどなされてお

Ⅱ 基礎研究編

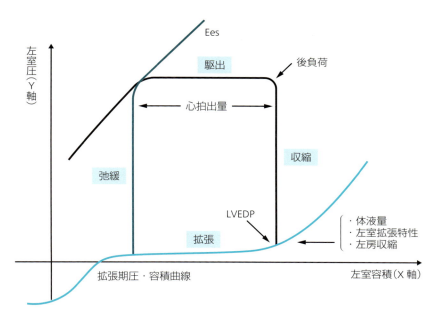

図 3-3　左室収縮・弛緩の間の左室圧―左室容積関係
左室容積を変化させた時の左室収縮末期容積（X 軸）と左室収縮末期圧（Y 軸）をプロットすると直線となりその直線の傾きを E_{max} または Ees といい，その心臓固有の収縮性を表すことが明らかにされている。　（Suga H, et al. Circ Res. 1979; 44: 238-49[20]）

り、われわれの出番はありませんでした。研究室に入ったときは、ちょうどこの Ees の仕事を先輩の方々がされていましたが、そこにはほとんど新しい発見はありませんでした。

3-2-4 ▶ ノイエスとオリジナリティ

「新しいこと」は、英語では novelty、ドイツ語では Neues（ノイエス）といいます。基礎研究ではとくに大事な研究評価の概念で、「ノイエスのないところに優れた研究なし」です。つまり、新規性の高い研究をしなければ意味がないということです。マウスの成果をラットで確認しただけでは新規性の高い研究とはいえないのです。もちろん、マウスとラットの違いを重要視する獣医学

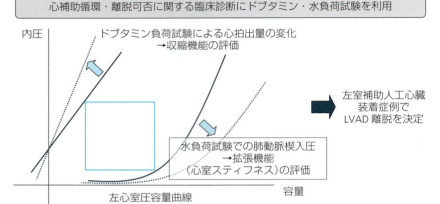

図 3-4　E_{max} の概念とその応用
心補助循環・離脱可否に関する臨床診断をする際にドブタミン・水負荷試験を行うが、その際に E_{max} の概念が利用されている。

という観点からは大事ですが、医学研究ではそれは×です。ノイエスは originality（オリジナリティー、独創性）とほぼ同一のことと思っていいのですが、結論が同じでも証明の方法が違えばその originality は保証されますが、そこには、ノイエスはありません。たとえば、心筋虚血になると心筋細胞内 Ca^{2+} レベルは上昇しますが、心筋細胞を用いて Fura-2 を用いて Ca^{2+} レベルを測定していたものを、丸ごとの心臓（whole heart）で ^{19}F-NMR を用いて測定すれば結果は同じでも細胞レベルから whole heart レベルに格上げされていますから、おおいに originality アリと評価されます。ただ、結論が同じならノイエスはその中にはありません。その Ca^{2+} レベルの上昇は、心筋細胞膜上に存在する Ca チャネルを介したものではなく、同じく心筋細胞膜上に存在する Na^+-Ca^{2+} 交換系を介していると、言い出せばそこにはノイエスがあることになります。

3-2-5 ▶ 私がいかにオリジナリティ・ノイエスを求めたか

そこで私、安直ですが、心臓収縮の研究はほとんどなされている、心臓は収縮と弛緩をしている、では心臓弛緩の研究は誰かしているのか、と考えました。これが案外図星で、心収縮の関係はよく研究がなされているのですが、心弛緩の関係はほとんどなされていないことが、文献検索でわかりました。さらに追い風が、心臓が障害を受ける時に収縮障害に先んじて弛緩障害が生じるとの論文がちらほらと出てきました。そこで、私たちのラボは心臓弛緩の研究をしようと考えました。温泉ビジネスをしたいと思った時に、大阪のある特定の場所に温泉が出る可能性があるかどうかをボーリングにて見極めている状態といえましょう。

心臓の弛緩というとまず頭に浮かぶのが等容弛緩と等圧弛緩の2つです 図 3-3 。前者は、僧帽弁も大動脈も閉じた状態で容積は変わらないのに左室内圧が低下していく状態で、イメージとしてはアクチン・ミオシンが強く結合している状況から、アクチン・ミオシンが強く結合したクロスブリッジがぼろぼろと離れていく過程を示します 図 3-5 。等圧弛緩は、アクチン・ミオシン

収縮	駆出	弛緩	拡張
● Ca^{2+} 放出 ● トロポニンの Ca^{2+} 感受性 ● アクチン・シオシン	● 収縮力 ● 後負荷	● Ca^{2+} 再取り込み ● トロポニンにおける Ca^{2+} のはずれやすさ	● 弛緩速度 ● トロポニンと Ca^{2+} のベースラインの結合力 ● 線維化などの細胞外因子
一部規定	一部規定	一部規定	

図 3-5　心周期における左室収縮・弛緩の規定因子
左室は等容性収縮期、駆出期、等容性弛緩期、等圧性弛緩期（流入期）の4つの相を順次繰り返して収縮、弛緩を行う。

が離合している状況で、僧帽弁が開いて左室に血流が流入する時相です。ほとんど圧が変化しないので等圧性左室拡張と言われていますが、じつは圧は左室容積の増加に対してなだらかな指数関数で増加していることから、等圧性弛緩期とか等圧性拡張期とはいわずに、左室流入期というほうが正しいです。この、左室流入期の特性についても以前からよく研究されていますので、ここにうまみはないと判断して、左室等容弛緩に注目しようとしたわけです。さらに、この等容性弛緩期の圧低下がやはり指数関数的に近似できることから　$P=P_0$〔Exp（$-\tau$）〕（P_0は弛緩開始時の左室圧で通常は大動脈弁が閉じたときの圧で示される）という式に当てはめて、このτ（ティとかタウといいます）を弛緩スピードの指標にしました。弛緩スピードが遅くなるとτは増加し、早くなるとτは減少します。

　それでも、τの先行する研究はたくさんなされていました。収縮性が上がるとτは低下し（弛緩スピードは速くなる）収縮性が低下するとτは増加する（弛緩スピードは遅くなる）、心拍数とτの間には相関はない、左室圧が上昇して後負荷が上がるとτは低下する、冠動脈疾患患者では、収縮性の指標である左室駆出分画は変わらないのにτは増加するなどです。ただ、その中で奇妙なことを見つけました。それは、「大動脈のレジスタンスを変えて圧負荷を左室に対してかけると、左室圧が上昇するにつれてτは増加するのに、左室容積を増加させて左室圧を増加させるとτは減少する」という相反する報告があることです。とくに後者では心臓に駆出させずに等容性収縮のみをさせたときにその傾向が顕著でしたので、駆出するということが左室弛緩スピードに影響を及ぼすのではないかと考えたのです。

　すこし話がややこしいですね。心臓に駆出させないことができるのか、と思う方も出てきます。実は、心機能研究は、心筋での研究が先んじていました。心臓の中から乳頭筋という束となってその線維の走行が比較的均一な筋肉を取ってきて、その両端にフックをかけてその長さを一定として、心筋を電気刺激してその心筋発生張力を測定するという研究が古典的心筋生理学の研究でした。心筋に駆出させるということは、収縮してからある一定の時間に心筋の長さを人為的に短くしなくてはいけないので、実験系としては複雑なのです。そ

II　基礎研究編

れよりも、心筋の長さを一定として心筋発生張力を測定するほうが簡単なのです。この時に、心筋を少し引っ張って心筋長を長くして心筋に電気刺激をすると収縮しますがその時に心筋弛緩スピード（発生した張力が半分に低下するまでの時間：T1/2 であらわされることが多い）が早くなるということがわかっていました。

　そこで、それをまず丸ごとの心臓で調べてみました。図 3-1 での Z 軸の決定です。ここではイヌの心臓を使います。生理実験では人に近い大きな心臓がいいです。ブタやウシの心臓を使うときもあります。心臓の大きさや圧力の測定がマウスやラットに比べてより正確になるのと、ヒトの心臓により近くなるからです。逆に遺伝子を扱うときは、遺伝子導入や欠失しやすいマウスのほうが便利です。用途に応じて使う実験動物は異なります（Z 軸の決定）。

　イヌの心臓の左心室の中にゴム風船（Latex Balloon）を入れてその風船の中を生理的食塩水で満たし、風船に圧トランスデューサーを取り付けてその内圧を測定すると左室での発生圧を測定できます 図 3-6 。この時に、駆出する時間と量、駆出開始および終了時の心室内容積をコンピュータで制御することができます 図 3-7 。その時にゴム風船の容積を一定にしておくと、一定心筋長の実験と同じ条件を whole heart で再現できます。この時、風船の容積を増やすと心筋が少し引っ張られた状態になることから左室圧が増加します。この時にτを測定すると、左室内圧が上昇するにつれて確かにτは小さくなり弛緩スピードが速くなることがわかります[21]。つまり、単離心筋で起こったことがwhole heart で再現されたことになります。これが過去の論文を異なる実験系で確かめたことになり、過去の事実の追随したことになります。

（ここでの教訓：基礎研究の方法論 1：過去になされた研究を異なる実験系で追随する。）

　でもこの研究スタイルは、ノイエスとしてのレベルは高くありませんので、あまりおすすめできません。でも、オリジナリティがあることは、間違いないです。一次元のばねのような単離心筋で生じたことが、三次元の立体である心臓で同じように生じるかどうかは、誰かが証明しなくてはいけません。もし証

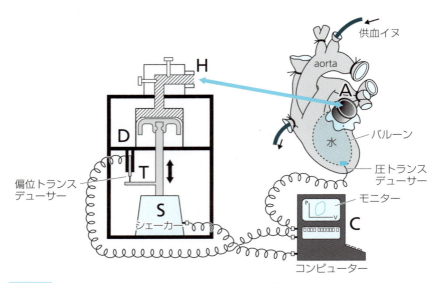

図 3-6　イヌ交叉冠灌流心標本とその左室内容積制御システム
イヌ摘出心標本に水を満たしたバルーンを挿入し、水路系にて A より H へ連結し、D,T,S のピストン系でバルーンの容積を制御する。この時の左室内容積は C のパソコンで制御され、同時にその時の左室圧・左室容積が記録されて、コンピュータ処理にて左室圧－容積関係を描出する。
左室は等容性収縮期、駆出期、等容性弛緩期、等圧性弛緩期（流入期）の 4 つの相を順次繰り返して収縮、弛緩を行う。　　　(Hori M, et al. Cardiovasc Res. 1985; 19: 649-54 [21])

　明できてもできなくても、論文にはなります。むしろ、証明できないほうがいい論文になります。というのは、単離心筋で証明されたことが、whole heart（丸ごとの心臓）で成り立たないとなると、その理由がどこにあるのかを明らかにしなくてはいけませんし、また、すべての心臓での生理研究は、今後 whole heart で行わないといけないという、心臓生理学において新たな展開を促すことになるからです。残念ながら単離心筋で起こったことが whole heart で再現されめでたく論文化されました。でも、これではつまらないですよね。
　ここで、一言。すべての仕事は論文化してください。しかも英語論文です。あなたがどんなに一生懸命研究をしてもそれを論文化して世界に向けて発信しなければ意味がないのは、誰もいない山の中で木が倒れて大きな音がしても、

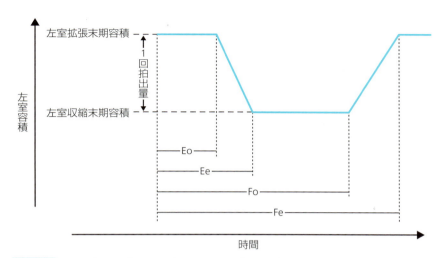

図 3-7 イヌ交叉冠灌流心標本における左室内容積制御パラメーター
心電図 R 波トリガーにより、任意の量の左室内容積、任意の時間の左室駆出・流入の時相を設定できる。縦軸は左室容積、横軸は時間。Eo, Ee: 駆出開始および終了時刻、Fo, Fe: 流入開始および終了時刻。 (Hori M, et al. Cardiovasc Res. 1985; 19: 649-54[21])

誰も聞いていなかったら音がしなかったのと同じです。誰かにその音を聞いていただいてそこにその木が倒れたことをみんなに知らせる必要があります。研究では英語での論文化は絶対です。日本語論文では、世界で認めてもらえません。

　話をもとに戻します。「大動脈のレジスタンス（血管抵抗）を変えて圧負荷を左室に対してかけると、左室圧が上昇するにつれτは増加するのに、左室容積を増加させて左室圧を増加させるとτは減少する」という相反する報告については説明がついていません。そこで、左室が駆出するということが何らかの形でτに影響を与えるとしか考えられません。というのも、駆出していると左室容積が増加してτが小さく（つまり弛緩スピードが速く）ならなくてはいけないのに、逆にτが大きく（つまり弛緩スピードが遅く）なるわけですから、不思議です 図 3-8 [22]。

(ここでの教訓：基礎研究の方法論 2：過去の研究の矛盾点を研究する。)

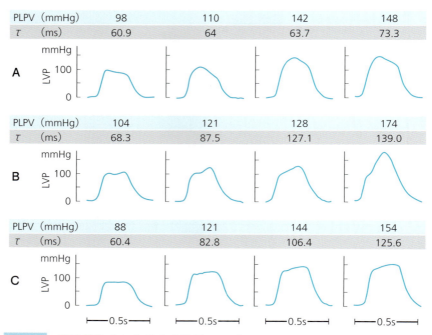

図 3-8 麻酔開胸犬における大動脈コンプライアンスを変えたときの左室圧 (LVP) と左室弛緩の時定数 (τ) の関係

上行大動脈を縮窄し最大左室圧 (PLVP) を変化させたとき (A) に比べて下行大動脈を縮窄し最大左室圧 (PLVP) を変化させたとき (B, C) の方がτの増加度が大きい。τが大きいということは弛緩速度が遅いことを意味する。

(Hori M, et al. Am J Physiol. 1985; 249: H747-54[22])

　これは、少しノイエスが高いです。でも、なぜ少しだけかというと、その新しい実験は、結局どちらかの結論に与するだけで、いろいろな結果の1つに過ぎなくなるからです。いろいろな論文で、データが白か黒かと言っているところに、新しく私が行った実験結果が黒です、といっても白と言っている人が納得するとは思えません。

　ところが、先ほど申したように、単離心筋で心筋が張力を発生しているその時に、その長さを変えないといけないので大変です。コンピュータ制御をしないと難しいです。ですので、ほとんどこのような研究はされていませんでした。

ところが私の属していた心研では、イヌの心臓容積、つまり Latex Balloon の容積を自由に変えることが可能なシステムを作っていました。コンピュータで Latex Balloon の容積を減少する時間、減少するスピード、減少を終了する時間を制御すると、それに応じてイヌの心臓はこちらの指示通りに左室駆出モードに従います 図3-7 。イヌの whole heart（丸ごとの心臓）実験において、その心臓は、ペースメーカーで心拍数を一定としていますから、例えば心拍数を 60/分にしておくと 1 秒に 1 回収縮・弛緩をします。その収縮性（収縮する力）は薬剤を使わないと変えることができませんが、血液を吐き出すつまり駆出する時間、および駆出の終了する時間は自由に変えることができます。これは、実際の生体の中では心臓から血液を駆出する相手方、つまり大動脈系の状態によって決まります。大動脈がものすごく難しかったら（レジスタンスが高かったら）、駆出する時間は早くなり終わるのももっと早くなります。

　駆出を規定しているものは駆出量、駆出速度、駆出時相ですから、左室圧容積が増えたときにこれらのうちのどれかが変化して、それが τ を変えているのではないかと考えられるわけです。そこで、駆出量、駆出速度を変えても、τ を一定の方向に変化させるという結果が出ませんでした。ところが、駆出する時相を変えると τ が一定の方向に変化することから、驚くことに駆出する時相、駆出するタイミングが大切だということになります 図3-9,10 。心臓の収縮は、心臓が刺激されてから一定の時間で開始し、そのあと一定の時間で終了します。この収縮している心筋をどのタイミングで駆出させるかが、そのあと生じる心臓の弛緩のスピードを変えるというものですから、びっくりですよね。この論文は、循環器領域の基礎研究を掲載する雑誌ではトップの Circulation Research という雑誌にアクセプトされ[23]、私の博士論文になりました。

　余談ですが、私がこの論文のトップネームでないのは、当時の医学界の慣習の結果であり、現在では、その仕事を主に行った方がその論文のトップネームになり、さらに、医学博士は、その方がトップネームの論文でしかとれないことが常識となっています。また、逆に、研究にほとんど参加していない先生方の名前を論文に乗せることもありました。これは、gifted authorship といわれ、

さあ、医学研究をはじめよう！

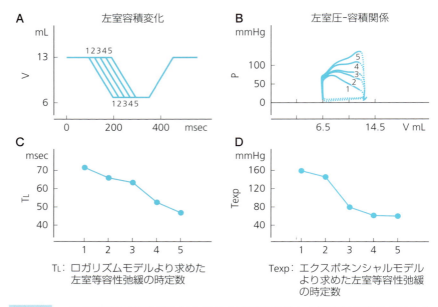

図 3-9　イヌ交叉冠灌流心標本における左室駆出開始および終了時刻をずらした時の時定数 τ の変化

左室駆出速度、駆出量をかえずに左室駆出開始および終了時刻のみ平行移動すると（A，B）、異なったモデルで算出された T_L および T_{exp}（時定数 τ）は短縮する（C, D）。
(Hori M, et al. Circ res. 1984; 55: 31-8 [23])

現在は禁止されています。私が医学研究を始めた時代はまだまだ、そのような点で、医学研究が緒に就いた時代だったのです。最近は研究倫理も大変厳しくなっていますので熟知しておくことをおすすめします。日本学術振興会などのホームページで研究倫理 e-ラーニングコースがありますので御参照下さい。

　さらに、駆出の開始する時相と駆出の終了する時相のどちらが決めているのかを、心臓の収縮と弛緩のモデルを作り検討すると、駆出の終了する時相が τ を規定しているということを示すことができました。この成果により、さらにもう 1 つ Circulation Research に論文を載せることができました[24]。この論文は、アメリカ留学中（Johns Hopkins 大学）に作ったもので、当時の同僚の David Yue 博士の力を借りました。David は優秀な MD かつ electrophysiolo-

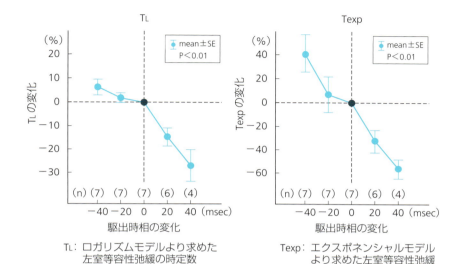

図 3-10 イヌ交叉冠灌流心標本における左室駆出開始および終了時刻をずらした時の時定数 τ の変化

左室駆出開始および終了時刻のみ平行移動すると異なったモデルで産出された T_L および T_{exp}（時定数 τ）は短縮する。T_L・T_{exp} とも左室弛緩速度の指標。

(Hori M, et al. Circ Res. 1984; 55: 31-8[23])

gist ですが、数年前に実験中に心筋梗塞を発症し、Johns Hopkins 大学病院の院内発症にもかかわらず救命することができませんでした。合掌です。

（ここでの教訓：基礎研究の方法論 3：新しい概念を導出する研究する。）

　ただ、なぜ駆出する時相が心臓の弛緩速度に影響を及ぼすのかについては、いまだにその分子レベルでのメカニズムは不明です。その論文でも議論したようにアクチン・ミオシンの形成するクロスブリッジにより収縮力が生まれ、アクチン・ミオシンの形成するクロスブリッジはある一定時間たつと消失し、クロスブリッジが減り始めると弛緩が始まります。このアクチン・ミオシンが離れようとするときに心筋が短縮することがよりクロスブリッジが離れやすくなるのだろうと推測されます[24]。完璧な生理学的な研究でしたが、これが実は

さあ、医学研究をはじめよう！

15 年後の今現在、私が行っている臨床研究につながるとは 誰も思いませんでした。後章をご期待ください。

　しかしながら、私どもの生理学的実験を裏付ける分子生物学的研究はいまだ出てきていません。ところが最近、画期的な研究手法が報告・提案されています。柳田敏男先生らはアクチンとミオシンを 1 分子だけ取り出し、それら会合を見ています。この会合そのものがクロスブリッジで収縮と弛緩の本体になります。柳田先生らはこの会合にブラウン運動が関係しているということを報告しておられます[25, 26]。ブラウン運動とは、エネルギーなしに分子がふらふらと動く現象ですが、お互いのアクチン・ミオシンがブラウン運動をしている中で偶然に会合することが筋収縮につながるという誰も予想しなかった結果を導き出しました。この系から私たちの生理実験が証明できるといいなーと思います。駆出するタイミングが変わるとブラウン運動が変化するというデータが出てくると面白いと思います。

（ここでの教訓: 基礎研究の方法論 4: 異次元の誰もが想像できなかった概念を導出する研究する。このような研究は一番サイエンスレベルが高いし、ノーベル賞候補になってもおかしくないものです。）

3-3　私が明らかにしたかった心筋虚血とその研究

　もう一つ私の研究を例にして研究の方法論をお示し致します。Z 軸は一番適しているものを後ほど決めます。今回は、X 軸を循環器病学、Y 軸を心筋虚血にピン止めして研究してみました。

　私が医者になったのが 1981 年。当時は、心筋梗塞をどのように治療するのかという話題が臨床での話題の中心でした。今は、循環器領域では、心不全が中心の感もありますが、当時はまだ心肥大・心不全もそれほど注目されていませんでした。心筋虚血については血管の問題と心筋の問題が研究のターゲットとしてあがってきます。当然ですよね、血管が障害されれば心筋への血流が途絶して、心筋の障害が起こります。

54

II　基礎研究編

　血管機能の調節およびその障害により起こる血管障害自体については、薬理学者がたくさん研究しており、ほぼ成果は出そろっており、血管作動物質については、サミュエルソン（Bengt Samuelsson）らが、プロスタグランジンを発見して 1982 年にノーベル生理学・医学賞を受賞したことから[27, 28]、この手の研究はたくさん始められていました。第一内科の心臓グループでは多田先生、葛谷先生のグループがこの研究で成果を上げておられたため[29]、違った方向から研究をすすめる必要がありました。

　また、心筋に対しては心筋スタニングという概念が出てきたのが 1980 年代でした。それまで、冠血流が完全に途絶すると、20 分経った頃から心筋細胞に壊死が生じることが知られていました。心臓の内膜側心筋のほうから、波状攻撃のように外膜側心筋のほうに壊死が拡がっていきますので、wave front 現象と言われています。冠血流途絶後数時間経つと、心筋梗塞は完成し、貫壁性心筋梗塞となってしまいますので、なるべく早く心臓に血流を再灌流してあげることが心臓へのダメージを少なくすることになります。このため、PCI（percutaneous coronary intervention：経皮的冠動脈形成術）が臨床の場で、行われるようになりました。

　ところが、心筋虚血が生じた際に、早期に再灌流をすると心筋壊死は生じないものの、心筋収縮障害（心筋スタニング）という状態が数日間持続することが臨床的に示されました[30]。こちらも臨床的には大切なことですので、そのメカニズムと予防法に対しての基礎研究が花盛りとなりました。また、再灌流すると、かえって心筋壊死の進展・拡大が生じるという再灌流障害という概念も提唱され、これらに対する研究もたくさん出てきました。もし、PCI による心筋壊死救済の程度が、心筋再灌流障害の程度を下回るようなら、PCI は治療方法として成り立たなくなりますから、この分野の研究は、臨床的にも大変重要な意味合いを持ってきます。

（ここでの教訓：基礎研究の方法論 5：心筋スタニングのように自分で新しい概念を提唱し、その内容を研究する。）

　このように、その分野において新しい概念が提唱できるような研究ができる

さあ、医学研究をはじめよう！

といいのですが、普遍性のある概念でないとみんながついてこないので、これはなかなかハードルが高いです。でも、これもうまくいくと素晴らしい研究となります。

　私自身は、心筋梗塞の本体に近づくために、冠血管の研究もしたいと考えていました。ただ、太い血管の研究については、主に薬理学者がたくさん研究しており、ほぼ成果は出そろっていました。とくに当時、滋賀医大の戸田昇教授率いる薬理学教室の研究は群を抜いており[31]、数回にわたり滋賀医大の薬理学教室に実験のシステムを見せていただきました。これはこれで、素晴らしい方法論として頭の中にインプットすることにしましたが、戸田先生のところでは太い冠血管の研究が主体でしたので、どうにかして微小冠血管の研究ができないものかと思っていました。ちょうどそのころ、心肥大・心不全を引き起こすシリアンハムスターがモデル動物としてよく使われてきていますが、そのシリアンハムスターを組織学的に検討した研究にて心筋の障害が生じる前に微小冠血管のスパズム（攣縮）が生じていることが報告されました[32~34]。

3-3-1 ▶ いかにオリジナリティを求めるか—微小循環と心筋虚血

　そこでイヌの冠血管に、微粒子（マイクロスフェアー）を投与し、微小冠血管を塞栓することにしました。これは、これまで誰も行ってこなかった実験です。Z軸は whole heart としたわけです。ずっと昔にそのようなことを実行した論文が1つ2つありましたが、それは急性心筋梗塞モデル作成として行ったものでした。そこで、この「マイクロスフェアーによる微小冠血管の塞栓という実験モデル」にオリジナリティを求めることにしました。結果は予測可能ですよね。マイクロスフェアーを微小冠血管に順次塞栓していくと、その塞栓量に応じて冠血流量が低下して、心筋虚血が強くなるということが予想されます。ところが、全く予測外の結果が出てきました。ここが、研究の醍醐味です。

　まず、イヌの冠血管に、直径 $15\mu m$ のカーボンでできたマイクロスフェアーを塞栓して、シリアンハムスターと同じような心肥大・心不全ができるかどうか、実験することにします。シリアンハムスターで微小冠血管のスパズムが生

Ⅱ　基礎研究編

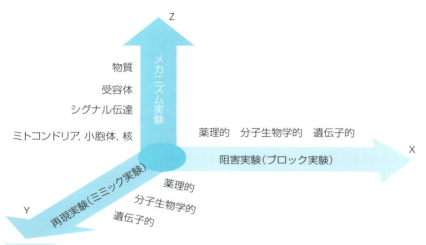

図3-11　研究を成功させる3つの実験

じているのですから、微小冠血管のスパズムと類似の微小冠血管の塞栓により心肥大が生じれば、必要十分条件が証明されたことになります。いつでも、必要十分であるかを考えることは大事です。例えば、ある現象があったときに、その現象が何かで抑制されないか、または何かで同様のことが起こらないかということです。この検証は、医学研究ではきわめて大切です。

　ある現象に対する「ブロック実験」と「ミミック実験」です 図3-11 。これは薬理学における実験では、ある現象が遮断薬で抑制できるか、また、その現象が刺激薬で再現できるかということになります。また、分子生物学における実験では、ある遺伝子がある現象に重要であるということを見出したら、その遺伝子を欠失させる操作（siRNAやshRNA法による特定の遺伝子の発現を抑制する方法，ノックアウト動物作成）やその遺伝子発現を過剰にする操作（遺伝子導入、トランスジェニック動物作成）により、その遺伝子の重要性を見出すことになります。それと、その現象を生じさせているメカニズムを明らかにすることです。

　「メカニズムが明らかでなくても、現象が正しければいいのではないか、ニュートンの万有引力の法則はそのメカニズムを明らかにしなくてもいいので

さあ、医学研究をはじめよう！

はないか」という反論もありますが、やはり医学や生物学の研究ではそのメカニズムが問われます。メカニズムとは、「なぜそうなるのか」ということです。なぜそうなるかがわかれば、その現象が正しい可能性が強くなります。「現象が正しい」とは、「A → B」が再現性良く起こることにほかなりません。得られた結論の新規性が高ければ高いほど、「そんなことが起こるのは、なぜなのか。どのようなロジックが働くのか」ということを問われることは必至なので、この「メカニズムの解明」により、見出した現象のもっともらしさを強くアピールしなくてはいけません。

（ここでの教訓：基礎研究の方法論6：基礎研究では、再現性（ブロック実験、ミミック実験）の担保とその現象の裏をとる（メカニズムの解明）ことが重要。）

　そこで、私は、ちょうどそのころ第一内科の大学院生だった高島先生と、イヌの冠血管に直径15μmのマイクロスフェアーを塞栓させました。この一行で実験の方法論を書きましたが、この確立が実は大変です。この「実験系の立ち上げ、実験の遂行、データ解析」のone phraseだけで、半年の時間がとられます。まず、当時、まだ実験室に心臓カテーテルの透視システムがなく、イヌに、①麻酔をかけて、②挿管して、③左開胸を行い、④心膜を剥離して、⑤心臓の冠動脈左前下行枝を剥離します。イヌをいかに調達するか、イヌにいかに麻酔をかけるか、どのように手術をするのか、いかに冠動脈を剥離するのか、すべて、先行してそのような研究を行っている研究室に教えを請わないといけません。研究とは、そのような泥臭い一面を多々持っています。

　やっと、冠動脈左前下行枝の剥離までたどり着きます。その冠動脈に対して、ツベルクリン注射用のシリンジに直径15μmのマイクロスフェアーを100万個打ちます。その針（27G、Gはゲージの省略で、針の太さを示します）は、大変細いのですが、それでも冠動脈に直接打ちますので、冠動脈左前下行枝から出血します。それを、圧迫止血し、そのあと医療用アロンアルファにて完全に止血します。そして、外科の手術と同様に閉胸し、脱気します。というのも、開胸しているため、通常は陰圧に保たれている胸腔内圧が陽圧になっており、

脱気しておかないとレスピレータから離脱するとすぐに無気肺になり、実験は失敗に終わるからです。そのあと、麻酔からの覚醒を待ちます。臨床だと心臓外科手術は吸入麻酔下で行うため、吸入麻酔をやめるとすぐに患者さんは覚醒しますが、大型動物実験室は吸入麻酔装置が当時なかったので、静脈内麻酔薬です。とすると、覚醒に時間がかかり、手技が済んだのが午後4時なのに覚醒は午後10時ぐらいになることもありました。麻酔薬の量が多かったのだと反省して、少なくすると実験中に覚醒し始めたりして、なかなか大変です。麻酔科の先生方のご苦労がよくわかります。

　そして、直径15μmのマイクロスフェアーを冠動脈内に注入して数週間後、理論通りなら、左前下行枝領域は驚くほどの心肥大が生じ、逆にそれ以外の冠動脈左回旋枝領域は心筋が薄くなっていなくてはいけません。「きっとそうなっているはずだ」と踊る心を押さえながら、高島先生と2人で再度イヌに麻酔をかけて、おそるおそる開胸してみますと、驚くことに心臓には何も生じていませんでした。見た目だけですが、心筋の動きでさえ全く正常です。

　がっかりしながらも、直径15μmのマイクロスフェアーを入れた領域の心筋組織像を光学顕微鏡と電子顕微鏡で検討しましたが、やはり心筋には何も生じておらず、微小な心筋壊死さえも生じていませんでした。組織学的検討は、岩井邦充先生（現　金沢医科大学教授）が行ってくれました。研究生活で初めて味わった大きな挫折です。でも、心肥大は、冠血管微小循環障害では生じない、ということがわかったわけですし、臨床上、肥大心筋や不全心筋で認められていた冠血管微小循環障害は、心肥大・心不全と因果関係がない、単に随伴している現象であることが明らかになりました。

　ただ、その後、この冠血管微小循環障害が慢性的に生じると、冠予備能が低下することが判明しました。そうすると、運動など冠血流量が増加しなくてはいけないときに増加ができず、容易に心筋虚血が生じるとことが、是恒之宏先生（現大阪医療センター　病院長）の研究でわかりましたし[35]、この冠血管微小循環障害はP53の活性化が関与することも東大・循環器内科から報告されているので[36]、この冠血管微小循環障害の分野は、まだまだ循環器領域で研究する必要があります。ただ、冠血管微小循環障害は心肥大・心不全に大きくは

さあ、医学研究をはじめよう！

関与しないのだろうと、私は考えております。

　でも、ミミック実験、ブロック実験をしなくてはいけないということがおわかりいただけたかと思います。今回はミミック実験で実証できなかったことになり、「冠微小循環障害が心肥大・心不全の原因となる」という作業仮説は棄却されたことになります。ただ、「冠微小循環障害が心肥大・心不全の増悪因子となりうる」という可能性は残されており、この可能性は追及する必要があります。でも、もしこの作業仮説が正しいのならば、冠微小循環障害を改善する硝酸薬やCa拮抗薬が心不全患者さんの予後を改善しなくてはいけないのですが、それも否定されているので[37]、この仮説自体を掲げることもなかなか難しそうです。

3-3-2 ▶ いかにオリジナリティを求めるか―心筋虚血と冠血流の新たな関係

　この直径15μmのマイクロスフェアーを、イヌの冠動脈に注入する慢性実験に先んじて、その直径15μmのマイクロスフェアーをどれぐらいの量入れるとどの程度の心筋虚血が生じるのか、その急性効果を見る実験をしていました。その実験の最中に、私、冠血流量に関するとても奇妙な現象を見出しました。何だと思いますか？

　直径15μmのマイクロスフェアーをイヌ冠動脈に注入し塞栓すると、確かに強い心筋虚血が生じます。それは、嫌気性代謝が亢進している証拠である冠静脈血乳酸値が心臓から出てくる冠静脈血において上昇していること、心筋に装着した超音波クリスタルディメンジョンゲージにより計測された局所心筋短縮率が低下すること、からわかります。その時に、当然、冠血流量も測定しています。当初、その冠血流量は、直径15μmのマイクロスフェアーを塞栓すると、そのマイクロスフェアーの量に応じて段階的に減少すると考えていたのですが、奇妙なことに、なんと増加するのです 図3-12 。冠血流量が低下すると、心筋虚血が生じますが、「心筋虚血＝冠血流量の低下」では必ずしもないということになります。全く不思議な現象です。

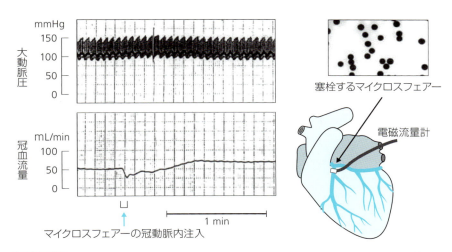

図 3-12 麻酔開胸犬冠動脈内に直径 15μm のマイクロスフェアーを投与・栓塞したときの冠血流量増加現象

(Hori M, et al. Am J Physiol. 1986; 250: H509-18[47])

そこで文献を調べてみると、微小冠血管の約半分は、通常は働いておらず、心筋虚血、心筋酸素消費量増大などの状態にあると、閉じていた微小冠血管が開大するという現象があるということがわかりました[38]。これは capillary recruitment という現象として知られています。心臓を栄養する血管に予備能力があるということですね。とすると、直径 15μm のマイクロスフェアーが、例えば 1 つ毛細血管もしくはそれより少し太い微小血管に栓塞すると、そこから冠拡張物質が出てきて、その栓塞された微小血管の周囲にある数個の閉じている血管を開大すれば、心筋虚血が生じているにもかかわらず冠血流量が増加することになります。つまり（−1）＋2＝＋1 ということですね。

でも、これを証明する方法はありません 図 3-13 。実際目で見ないといけません。腸管の微小血管は生体顕微鏡下で観察することが可能ですが。なかなか心筋では難しいです。そこで、この冠拡張物質を同定して、それを遮断すれば直径 15μm のマイクロスフェアー塞栓による冠血流増加が抑制されれば、間接的に上記の仮説が証明されたことになります。ただ、その後、医局の大先

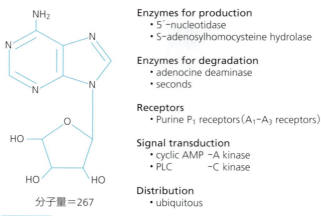

図3-13 アデノシンの分子構造とその特質

輩である梶谷文彦先生（現 岡山大学医学部名誉教授）が、拍動している心臓の微小循環を観察することに成功したと聞いて、大いに驚きました[39]。素晴らしいですね。

(ここでの教訓：基礎研究の方法論7：基礎研究では、自分の仮説を証明するために誰もが納得するストーリーを考えてそれを証明することが重要。)

ここで、どのような方法論をとるか？　当時は、まだ心筋の冠微小循環を直接観察できません。今なら、心臓から出てくる血液を溜めて、そこから、蛋白やアミノ酸を同定して、その同定された物質に冠血管調節作用があるか否かを検討するという方法論をとれます。実際、前述した高島先生はアメリカ留学中にVEGFの新規受容体であるneuropilinを内皮細胞の培養液からカラムクロマトグラフィーを用いて同定しています[40,41]。でも、分解の早いNOのようなものは、このやり方では同定されません。

そこで、すこし、先達の研究方法をのぞき見してみましょう。NOは、ノーベル賞を取った研究の成果ですが、その証明の方法論は、血管内皮依存性弛緩物質（endothelial-dependent relaxing factor：EDRF）として知られていた正体

のわからない物質がNOと同等の性質を有していたことから、NOがEDRFであるとするいわば帰納法的証明法でした。生物学では、かなり特殊な証明方法です。でも、この研究でFurchgott先生やIgunnaro先生、Murad先生がノーベル賞を取ったのです[42]。Furchgott先生が血管内皮細胞が存在する血管にアセチルコリンを投与すると血管が弛緩するのに、血管内皮細胞が存在しない血管にアセチルコリンを投与すると血管が収縮することから、アセチルコリンは、血管平滑筋細胞に作用すれば収縮するが、内皮細胞からそれを凌駕する弛緩物質が産生されていると考えて、その仮想の物質をEDRFと名付けました[43]。EDRFは、不安定な物質で半減期が数秒ときわめて短いため、その化学的同定は困難をきわめていました。

しかし、Furchgott先生とIgnarro先生らの研究グループは、全く独立して1986年、米国ロチェスターで行われた国際学会でEDRFとNOの薬理学的相同性から両者は同一の物質であると提唱したわけです。さらにそれをさかのぼること10年前、Murad博士（当時バージニア大）はニトログリセリンを代表とする硝酸薬の血管弛緩作用を研究する中で、硝酸薬がNOを放出し血管平滑筋の可溶性グアニル酸シクラーゼを活性化して、サイクリックGMP（cGMP）を生成することによって弛緩反応が起こることを、すでに見出しておられました。19世紀から抗狭心症薬として広く用いられていたニトログリセリンの作用機序は、長らく不明でしたが、その突破口になったのは彼の発見によるものです。これらの3つのグループからEDRFがNOであるとして矛盾がないために、EDRF＝NOとしたわけです。

ちなみに、英国Welcome研究所のS. Moncada先生（現　ロンドン大教授）は、化学発光法を用いてEDRFの本体がNOであること[44]、翌年にはNOがl-アルギニンから生成されること[45] を発表し、Ignarro先生もEDRFがNOであることを1987年に発表しているのですが[46]、ノーベル賞は3人までと決まっているので、Moncada先生にはノーベル賞はいきませんでした。Ignarro先生の学会発表が1986年だったことが決め手になっているのでしょうね。やはり、いち早く正確なデータを発表する必要がありますね。研究の世界では二番ではだめで、やはり一番でないといけません。この研究が、循環器領域での

さあ、医学研究をはじめよう！

初めてのノーベル医学・生理学賞受賞であったことは、私たち循環器研究者にとっては記憶に新しいところです。

でも、このしのぎを削る研究に勝たないといけないということと、実臨床への貢献がないといけないということがポイントとなりますから、ノーベル医学・生理学賞を狙っている方は、心して当たってください。その意味では、Furchgott 先生、Igunnaro 先生、Murad 先生は、連係プレーでのノーベル賞受賞ということになりますね。基礎研究であっても、臨床に役立つということは、ノーベル賞ではキーワードだそうです。

そこで、私の血管弛緩物質の同定に入ります。その直径 15μm のマイクロスフェアー塞栓により生じた冠血流量増加現象を担う物質をいかに同定したか？　どうすればいいのか、興味がありますよね。

3-3-3 ▶いかに研究にオリジナリティをもとめるか─アデノシン

勿論、私たちが冠血流量の研究をしていた 1980 年代、物質の同定に大きな力を発揮するクロマトグラフィーのテクニックは、一部の基礎研究のラボしかもちあわせておらず、またそのようなラボに手づるもないためにどうしようかと考えあぐねていました。

その時、所属していた大阪大学　医学部第一内科の阿部裕教授（当時）から、「ある財団に応募された助成金の審査の手伝いをしてください」という指示がまいりました。これは大きな研究室ではよくあることで、教授がお忙しいので医局員が下調べをして、教授にその結果をご報告いたします。いわゆる雑用なのですが、教授の御指示とあれば、数日の間に仕上げなければいけません。お昼の弁当を食べながら、50 通ぐらいの応募書類に目を通していると、ある医大の薬理学教室からの研究応募演題に、「心筋アデノシンを測定して、虚血との関係を検討する」というような内容の助成金応募の書類がありました。当時研究かけだしの私でさえも、アデノシンは、「ATP 分解産物であり、強い血管拡張作用があること」を知っていました。高エネルギーリン酸である ATP は ATP→ADP→AMP→アデノシン→イノシン→ヒポキサンチン→尿酸と分解

64

され、尿に流れていきます 図3-13 。通常は、好気的状態では、ADPはクレアチンリン酸→クレアチンの経路から産生されたエネルギーを使ってATPに戻ります。

ところが、嫌気的状態、つまり心筋虚血状態ではクレアチンリン酸は数秒で使い果たされ、またミトコンドリア内のTCAサイクルもまわらないため、ADPはATPに戻ることができずアデノシンになります。このアデノシンが、実は生体に対して危険な状態を示すアラームの働きをしており、虚血心筋において、強い血管拡張作用を引き起こして嫌気的代謝を好気的代謝に戻そうとするスーパーマンの働きをします。ATP、ADPはリン酸基がついているので細胞膜を通過できないのですが、アデノシンはすべてのリン酸基は外れてしまっているため、容易に細胞外に出て血管平滑筋に存在するアデノシン受容体を刺激して、血管平滑筋を弛緩するのです。でも、これは「両刃の剣」です。というのも、細胞外に出てしまったアデノシンは、細胞内でATPの基質になることができないため、細胞は高エネルギーリン酸のもとになるアデニンヌクレオチドをなくすことになります。ですから、細胞外に出るアデノシンはごく少量にしておいて、最大の血管拡張作用を得なくてはいけません。それがアデノシンなのです。ATPはmMレベルですが、アデノシンはnMレベルで作用するため、少しのATPの変化でアデノシンが大量に産生されてアラームの働きをすることになります。ちなみに、m（ミリ）は、10^{-3}、n（ナノ）は10^{-6}、p（ピコ）は10^{-9}、f（フェント）は10^{-12}です。

このnMレベルのアデノシンが測定できるとは、私、全く知りませんでした。Z軸の模索ですよね。そこで、その薬理学教室のA教授に、直接お電話いたしました。A教授は私のことは知りませんでしたが、A教授は循環器がご専門だったので、私はA先生のことをよく知っておりました。何のためらいもなく電話しました。私が27歳ぐらいのときでしたから、先方の教授も驚いたかもしれません。若気の至りです。A先生からのお答えは、「君の見つけた現象は、大変興味深いね。でもアデノシンの測定は、私たちとヤマサ醤油との共同研究なので、ヤマサ醤油に聞いてください」とのことでした。「なぜヤマサ醤油という醤油会社なのか」、といぶかしく思いながら早速ヤマサ醤油に聞い

てみました．千葉県銚子市にある研究所に電話したところ，たまたま電話の応対に出てくれた方が，佐藤朝一さんというアデノシン研究者で，この方が実はアデノシンの測定を実際にしている方でした．早速，私の事情をお話しして，アデノシンの測定をお願いすると，2つ返事でOK．そこで，ヤマサ醤油との共同研究が始まりました．電話で雑談した時に「なぜ，ヤマサ醤油とアデノシンなのですか？」と聞いてみますと，「醤油のうまみ成分はアミノ酸系のグルタミン酸，アスパラギン酸および核酸のイノシン酸，グアニル酸，アデニル酸なので，これらの測定はお手のもので，ついでにアデノシンやAMP，cAMPも測れるのです」とのこと．醤油と心臓，どこでどうつながっているかわかりませんね．ちなみにその佐藤さん，薬理学者です．

(ここでの教訓：基礎研究の方法論8：基礎研究はどのような方と共同研究ができるかが大切，いろいろな研究会や学会に出かけて顔を広げてお

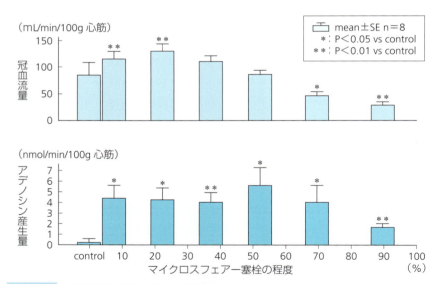

図3-14 麻酔開胸犬冠動脈内に直径15μmのマイクロスフェアーを投与・栓塞したときの冠血流量（上段）とアデノシン産生量（下段）増加現象

横軸は，最大塞栓量に対する塞栓マイクロスフェアー量の割合を示す．

(Hori M, et al. Am J Physiol. 1986; 250: H509-18[47])

II 基礎研究編

くことも大事な戦略。)

　そこで早速、佐藤さんに血中アデノシンレベルを測定していただきました。興味あることに、直径15μmのマイクロスフェアーを塞栓すると冠血流量の増加とともにアデノシンが大量に産生されており 図3-14 、しかもこの時にアデノシン受容体遮断薬テオフィリンを投与すると、直径15μmのマイクロスフェアーを塞栓しても冠血流量増加現象が認められなくなりました。このことから、直径15μmのマイクロスフェアーの塞栓によるこの不思議な冠血流量増加現象はアデノシンが原因であることがわかったのです[47]。大きな生物界から見ると大変ちっぽけなことかもしれませんが、私自身はこの分野での研究を1つ完成したことで大変満足しました。いままで、誰も知らなかったことを明らかにしたわけですから、ノイエスもオリジナリティーもある研究だったと思います。それが、大きく評価されるか否かは、「医学自体へのインパクトの大きさ」と「歴史の流れの中」で決まります。

Ⅱ　基礎研究編

4　さらなる研究の展開を求めて

　基礎研究のみならず、人生のどの場面においても、少し方向性を変えてみるというのは大変いいことです。私も、一応このマイクロスフェアー塞栓の仕事が一段落してたので、研究するラボを変えてみようと思いました。ここまでの研究は、30歳までのものでしたので、次の数年間は海外のラボで研究することにより、あらたな研究と人生の展開が図れないかと考えました。臨床に戻ることも考えましたが、基礎研究をもっと追求したいという想いの方がより強かったのです。

　そこでカナダトロント大学のラボとアメリカのラボに手紙を書いてみました。アメリカのラボは、医局の楠岡英雄先生（現　国立病院機構理事長）が、ボルチモアにある Johns Hopkins 大学医学部心臓内科部門に留学されていたので、その後釜ということでアプライ（応募）してみました。幸い、両方ともアクセプトしてくれたので、どちらに行こうか大変迷いましたが、カナダのラボは交感神経系と心血管の関係を研究しており、アメリカのラボは、心筋再灌流障害や心筋スタニングの研究をされていたので、研究の連続性を考えてJohns Hopkins 大学に行くことにしました。心筋スタニングとは、先ほど私が示した、「心筋梗塞にならないレベルの心筋虚血・再灌流にて、心臓の収縮性障害がみられる現象」で、ちょうど 1980 年代後半に話題になっていた概念でした。また、Johns Hopkins 大学は世界的に有名でノーベル賞受賞者も出ていることから、 図3-2 にあるように研究室を取り巻く環境のことも考えてラボを選びました（p.38）。心筋スタニングは英語で myocardial stuning といい、気絶心筋と日本語で訳されています。Stun は、stun gun（スタンガン）からも

Ⅱ　基礎研究編

わかるように、「気絶」の意味ですね。

でも、トロント大学も勿論一流でしたので、もしカナダを選択していたら私の研究人生がどのように変わっていたかと思うと、懐かしく30年前のことが思い出されます。なんとなく、カナダって憧れますよね。でも、アメリカの東海岸にあるボルチモアも、アメリカ合衆国ができた当時の13州のなかのメリーランド州にあるため、とても趣のある土地柄でしたね。古き良きアメリカの香りが残っています。

この本を読んで下さっている皆様へとっておきの情報です。皆様へは、ぜひ、一度は海外に住まれることを強く強くお勧めします。研究観のみならず、人生観や世界観が変わりますよ。留学して海外に住めるというのは、研究者の数少ない特権です。会社員でも、海外赴任もありえますが、どこに行かされるかは会社が決めて、それが1年なのか5年なのかわかりませんよね。それに比べると、研究者は、自分の好きなところに行けます。ただ、その滞在費用は、留学助成金などを当てないといけないので、なかなか狭き門です。

4-1　私が明らかにしたかった心筋再灌流障害とその研究

話を研究に戻します。今回は、 図3-1 の枠組みの中でX軸を循環器病学、Y軸を再灌流障害にピン止めした研究です（p.36）。Z軸はwhole heart（丸ごとの心臓）です。このピン止め理論は、私の発明ですが、頭を整理する上でとてもいいですよ。是非、使ってみて下さい。この方法で、私、たくさんの研究をしてきました。

心筋虚血は、長時間持続すると、細胞内外アシドーシス、ATPレベル減少、Ca^{2+}過負荷、CPK流出などの生化学的変化や細胞膜のbleb形成、ミトコンドリア内構造物の変性などの組織学的変化を生じ、最終的に心筋壊死・心ポンプ失調をきたします[48]。一方、比較的短時間の虚血後に再灌流が得られると、組織学的・生化学的検索にて軽度な異常しか生じないにもかかわらず心筋収縮能のみ著明に低下することが示されました。この現象は前述したように、1982年、Braunwaldら[2,3]によって "stunned myocardium" と名付けられまし

4
さらなる研究の展開を求めて

た[49,50]。当時急性心筋梗塞症早期に PCI が施行されるようになり、心筋壊死のみならず myocardial stunning を観察する機会が臨床的に急増したことがその要因です。再灌流という治療法の出現で新しい問題が生じたわけで、これを解決するべく世界中の研究室が再灌流障害・心筋保護の研究に着手しました。その結果、そのメカニズムに対して、いくつかの有力な仮説が導出されました。

まず、第一に出てきた仮説は、心筋細胞内 ATP レベル減少です。ATP は、高エネルギーリン酸で、ATP という状態で、生体は化学エネルギーを保持します。また、心筋の収縮と弛緩は、心筋収縮装置の中にあるアクチン・ミオシンのスライディングにより生じるのですが、ATP はそのアクチン・ミオシンのスライディングに必要不可欠なのです。この ATP から化学エネルギーが消費されると、ATP のリン酸基が 1 つはずれ ADP になります。さらにエネルギーが放出されると ADP からリン酸基が 1 つはずれ AMP となり、AMP はアデノシン・イノシン・ヒポキサンチンなどの細胞膜透過可能な物質に変化します。このアデノシン・イノシン・ヒポキサンチンは容易に細胞外に流出するため、虚血早期に仮に血流が再灌流されても ATP の基質不足のため、細胞内 ATP は速やかには回復しません。これは、先ほど述べたとおりです。

この ATP の回復と、心機能回復の時間的経過が類似すること、心筋細胞内 ATP が myofilament ATPase 活性を制御していること、さらに筋小胞体や細胞膜 Ca ポンプの機能発現には ATP が必要であることなどから、虚血心の心収縮性低下の要因として、細胞内 ATP 量低下が考えられるわけです[51]。しかし再灌流後にアデノシンやリボースなどの投与により ATP の基質を補い、心筋細胞内の ATP 含量を増加させても心筋収縮性低下は改善しないため、心筋 ATP レベルの低下が心収縮不全の直接の原因になるとは考えにくい面もあります。つまり ATP 仮説の裏が取れなかったわけです[52]。

さらに、stunned myocardium における ATP レベル減少は、対照時の 40〜60％程度であり、この程度の心筋内 ATP レベル低下では myofilament ATPase 活性や Ca^{2+} ポンプ活性の低下がみられないことから、現在では心筋細胞内 ATP 低下と心収縮不全との直接的な因果関係は否定的なのですが、stunned myocardium において、利用可能な ATP レベルは減少しているとの反論もあ

ります。つまり、見かけ上は、ATP はそれほど低下していないのですが、利用できる ATP は、かなり減っているという考えで、これは否定できませんので、ATP 説は、まだ土俵際で残っています。

次に出てきた仮説は、フリーラジカルの関与です。虚血・再灌流により心筋が急速に再酸素化されると、フリーラジカルが産生されることはよく知られています。この産生されたフリーラジカルは、心筋細胞膜を弱くするばかりでなく、細胞膜上のイオンチャンネルやイオンポンプを障害することから、心筋スタニングのメカニズムとしてフリーラジカル説が出てきました。この細胞膜障害を引き起こすフリーラジカルは、主に心筋細胞外にある白血球などから産生される OH^-（水酸基ラジカル）ですが、短時間の虚血再灌流直後には O_2^-（酸素ラジカル）が発生します。とくに虚血下では、xanthine hydroxylase が xanthine oxide に変化することにより O_2^- が産生されます。この O_2^- は、心筋細胞の内側より細胞膜に作用するとともに、心筋細胞内の収縮蛋白を直接障害するものと考えられます[53, 54]。

私たちも O_2^- のスカベンジャー（消去剤）である SOD（superoxide dismutase）が、アデノシン産生酵素（ecto-5'-nucleotidase）を保護して、アデノシン産生を維持するというデータを出しています[55]。このため、SOD などのラジカルスカベンジャーを用いた基礎研究が、盛んに行われました。しかしながら、臨床の心筋梗塞において、SOD 投与による心筋梗塞サイズ縮小効果が否定されてしまいました[56]。酸素ラジカルや水酸基ラジカルなどの、フリーラジカルは、どちらかというと老化や癌化のような慢性期の病態に関与すると考えられつつあります。

3 つ目の仮説が心筋細胞で細胞内カルシウムイオン（Ca^{2+}）過負荷です。培養や単離された心筋細胞において、細胞内 Ca^{2+} を測定するということは今でも行いますが、30 年も前からすでに行われていました。この Ca^{2+} が心筋細胞内で上昇すると、Ca^{2+} dependent protein kinase が活性化されて、troponin T や troponin I がリン酸化を介して心筋収縮が低下する可能性が考えられます[57]。また、古くから、Ca^{2+} が心筋壊死、とくに収縮帯壊死を引き起こすという報告がありました[58]。しかし収縮と弛緩を繰り返している丸ごとの心臓

(whole heart) で、Ca^{2+} 過負荷と心筋壊死や myocardial stunning との関係に関する研究はありませんでした。

1986 年、私が留学した Eduardo Marban 先生のラボにおいて、ちょうど whole heart で心筋細胞内 Ca^{2+} レベルを測定するシステムを立ち上げているところでした。私にとってはちょうどいいタイミングでした。当時、^{31}P-NMR を用いて生体内高エネルギーリン酸（ATP、クレアチニンリン酸、Pi）などを測定していましたが、細胞内 Ca^{2+} レベルの測定は不可能でした。ところが、BAPTA〔1,2- ビス（o- アミノフェノキシド）エタン -N,N,N',N'- テトラ酢酸）〕-AM（テトラアセトキシメチルエステル）というキレーターが細胞内に取り込まれるとAM基が外れて細胞内ではBAPTAとして Ca^{2+} と結合します。この、BAPTA-Ca^{2+} と BAPTA の比は細胞内の Ca^{2+} レベルと相関することから、細胞内 Ca^{2+} レベルを計測することが可能になります。興味あることに、

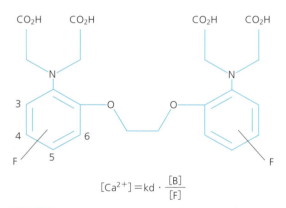

$$[Ca^{2+}] = kd \cdot \frac{[B]}{[F]}$$

図 4-1　Ca^{2+} キレーターである 5F-BAPTA と Kd
細胞内 Ca^{2+} 濃度は、whole heart に 5F-BAPTA を投与し ^{19}FNMR を用いて求める。細胞内に 5F-BAPTA-AM が取り込まれると加水分解され 5F-BAPTA となり、Ca^{2+} と結合する。このとき Ca^{2+} と結合している 5F-BAPTA+Ca^{2+}（B）と Ca^{2+} と結合していない 5F-BAPTA（F）を個別に ^{19}FNMR で検出することができる。その 5F-BAPTA+Ca^{2+} と 5F-BAPTA の乖離定数 Kd がわかれば、細胞内 Ca^{2+} 濃度が算出できる。Kd は別の実験系で求めることが可能である。

（Marban E, et al. Proc Nat Acad Sci U S A. 1987; 84: 6005-9[59]）

BAPTA と BAPTA-Ca^{2+} は、$^{19}F-NMR$ を用いると個別に測定することが可能なのです。これは、BAPTA が BAPTA-Ca^{2+} になると、BAPTA のシグナルに chemical shift が生じて少し異なるところに NMR のシグナルが出てくることを応用しております。chemical shift とは、核スピン周囲の電子の空間的分布の違いにより、核スピンに働く見かけ上の静磁場や共鳴周波数が変化することをいいます。基本的には、BAPTA-Ca^{2+} と BAPTA の比が求まるのですが、細胞内の BAPTA-Ca^{2+} と BAPTA の結合定数を求めると、細胞内 Ca^{2+} の絶対量 whole heart（丸ごとの心臓）が求められるわけです 図 4-1 。
（ここでの教訓：基礎研究の方法論 9：基礎研究は新しい計測系をたちあげるのも自分のオリジナリティを出すうえではきわめて大切。）

そこで、前任者の楠岡先生にいろいろな手ほどきをうけて、$^{19}F-NMR$ を用いて、ferret のランゲンドルフ心標本における虚血・再灌流中の、心筋細胞内 Ca^{2+} レベルの測定をはじめました。Ferret とはイタチの一種で、心筋細胞において、ferret の心筋細胞を用いて、歴史的に細胞内 Ca^{2+} レベルの測定をしていたため、私たちの研究でも、従来の研究と比較できるように、ferret を用いた

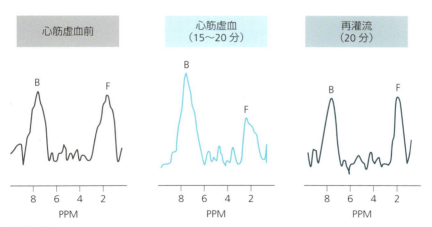

図 4-2　$^{19}FNMR$ のシグナル
B/F が細胞内 Ca^{2+} 濃度を示すが、虚血にて増加しているのがわかる。
(Marban E, et al. Proc Nat Acad Sci U S A. 1987; 84: 6005-9[59])

さあ、医学研究をはじめよう！

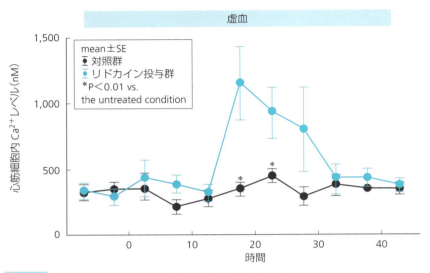

図 4-3　Ferret の Langendorff 心標本における虚血・再灌流中の細胞内 Ca^{2+} の時間変化

5F-BAPTA の Ca buffering 作用を除外するため、細胞外 Ca 濃度を 8mM にして心筋細胞内 Ca^{2+} 濃度（$[Ca^{2+}]i$）を計測したが、$[Ca^{2+}]i$ 心筋虚血・再灌流にて増加し、その増加は Na^+ チャネル遮断薬 lidocaine（リドカイン）で抑制される。

(Marban E, et al. Circ Res. 1990; 66: 1255-67[61])

のです。Z 軸は、臨機応変です 図 3-1 （p.36）。楠岡先生には、公私ともに大変お世話になり、やはり持つべきものは先輩だと思いました。で、まず私たちは、心筋細胞内 Ca^{2+} レベルが、心筋虚血中および再灌流直後に対照時より上昇していることを見出しました[59] 図 4-2, 3 。まず、新規な現象を見つけたわけです。ここで、この研究の成功が確信されます。これが、実は大変大事です。あとは研究成果は、「芋づる式」です。

そこで、心筋細胞内 Ca^{2+} レベルと心筋再灌流障害の関係を検討するために、ブロック実験をします。つまり、人為的に、心筋細胞内 Ca^{2+} レベルを下げるわけです。そのため、低 Ca^{2+} 灌流液で再灌流します。すると、心筋スタニングによる心機能低下は、著明な改善がみられること、また、アシドーシス再灌流により H^+ レベルを上げて、H^+ による Na^+/Ca^{2+} 交換系抑制により、Ca^{2+} 流

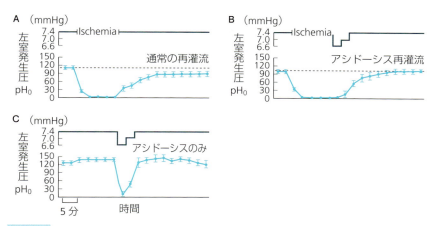

図 4-4 Ferret の Langendorff 心標本における虚血・再灌流中の左室発生圧（developed pressure；心収縮性の指標）

心筋虚血後の再灌流時にバッファーを酸性溶液にかえて PH を下げて灌流すると，左室発生圧の回復が有意に良かった． (Kitakaze M, et al. J Clin Invest. 1988; 82: 920-7[60])

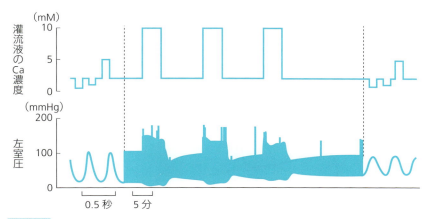

図 4-5 Ferret の Langendorff 心標本において Ca^{2+} 負荷を 5 分間隔に 5 回行うと心筋スタニングと同様の心筋収縮性低下現象を模擬できる

(Kitakaze M, et al. Circulation. 1988; 77: 685-95[63])

入を抑制しても同様の現象がみられることから，細胞外からの Ca^{2+} 流入による Ca^{2+} 過負荷が生じていることが明らかになりました[60-62]．図 4-4 。H^+ は

Na^+/Ca^{2+}交換系を抑制することが知られています。

　次にミミック実験をします。心筋虚血なしに心筋細胞内Ca^{2+}レベルを上昇させるだけで、心筋スタニングが模擬できるかということです。灌流液のCaレベルを2mMから8mMに5分間隔で5分間×3回上昇させると、一過性には陽性変力作用を示します。これは、心筋細胞内Ca^{2+}レベルが上昇していることを示します。この操作を3回繰り返すと、発生張力が低下することより、Ca^{2+}過負荷により心筋収縮性が低下することがわかります[63] 図 4-5 。

　最後にメカニズムの検討です。このCa^{2+}過負荷には、Caチャネルは関与しないことが私たちの検討で明らかになったため、Na^+/Ca^{2+}交換系が関与するのではないかと考えました。つまり、心筋は虚血に陥ると乳酸の蓄積によりH^+が増加しますが、心筋細胞にはNa^+/H^+交換系が備わっているので、この機構を介してH^+を排出します。その代わりにNa^+/H^+交換系を介してNa^+が

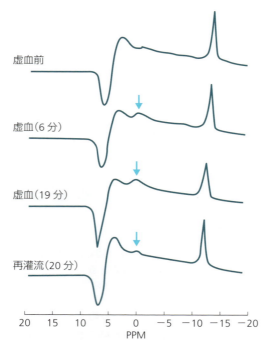

図 4-6　心筋虚血時・再灌流時における^{23}NaNMRのスペクトラ
左から3つ目の小さな波（↓で示している）が心筋虚血時から増加しているのがわかる。これが細胞内Na^+濃度（$[Na^+]i$）を示す。
(Pike MM, et al. Am J Physiol. 1990; 259: H1767-73[64])

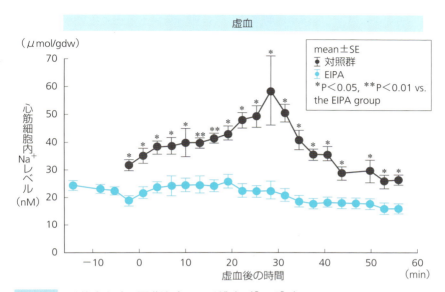

図 4-7 心筋虚血時・再灌流時のNa$^+$濃度（[Na$^+$]$_i$）
心筋虚血・再灌流時の[Na$^+$]$_i$増加はEIPA（5-(N-Ethyl-N-isopropyl) amiloride, Na$^+$/H$^+$交換系阻害薬）にて抑制される。

(Pike MM, et al. Am J Physiol. 1990; 259: H1767-73[64])

流入します。そこで、^{23}Na-NMRを用いて細胞内Na$^+$レベルを解析したところ 図4-6 、確かに虚血中に細胞内Na$^+$レベルが上昇し 図4-7 、この上昇がNa$^+$/H$^+$交換阻害薬であるEIPA（ethylisopropyl amirolide）にて抑制されることから、Ca^{2+}過負荷はNa$^+$/H$^+$交換系を介するCa^{2+}の出入であることが明らかになったわけです[64]。

つまり、Ca^{2+}過負荷のメカニズムとしては、虚血中は、H$^+$がNa$^+$/Ca^{2+}交換系を抑制していますが、再灌流するとアシドーシスは嫌気性代謝の改善・乳酸の減少とともに迅速に回復し、H$^+$によるNa$^+$/Ca^{2+}交換系抑制がとれて、Na$^+$/Ca^{2+}交換系を介してNa$^+$が排出され、その代わりにCa^{2+}が流入するという機作が働いていることがわかったわけです 図4-7 。逆にみれば再灌流直後のみ、Na$^+$/Ca^{2+}交換系を抑制すれば、心筋スタニングは改善されることを意味しており、段階的な再灌流を、再灌流直後10分間のみ施行するだけで、H$^+$

蓄積による Na^+/Ca^{2+} 交換系抑制を介して、明らかなスタニングが改善することも明らかにしました[65]。

　この一連の研究の方法論は先ほどの 図3-11 で述べた方法論を忠実に順守していることがわかります（p.57）。ただ、残念なことに臨床的に Na^+/H^+ 交換系阻害薬のみでは心筋保護効果発現が弱いために[66]、この分野における創薬が十分になされていないことです。なぜ、このようなことが起こるのでしょうか？　要点は、なぜ基礎研究の成果が着実に臨床に反映されないのか、ということです。

　これは、実は、基礎医学と臨床医学のめざすベクトルに違いがあるからです。基礎医学は、人体生物学のエンサイクロペディアをつくることが目標であり、その発見は生体や疾病における重要性を担保しません。虚血再灌流障害で言えば、図4-8 にありますように、Ca^{2+} 過負荷だけが再灌流障害の原因ではありません。心筋ATPレベルの低下、心筋細胞内 Ca^{2+} 過負荷、白血球から産生された酸素ラジカル、血小板の凝集、心臓に来ている交感神経節から流出するカテコラミン過負荷などの多くの理論が打ち立てられました[67, 68]。そのおのおの

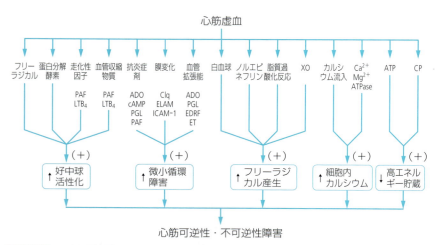

図4-8　虚血・再灌流障害のメカニズム

(Forman MB, et al. Cardiovasc Res. 1993; 27: 9-17[68])

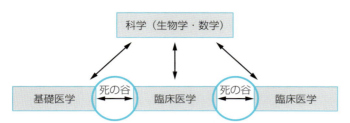

図 4-9　医学と基礎研究、臨床研究、実臨床との関係

の因子の重要性に多少差があったとしても、それを忠実に記述することが基礎医学です。でも、その中で、細胞内 Ca^{2+} 過負荷のみが再灌流障害に大きく関与しているとは考えにくい、とすると基礎医学の成果をそのまま臨床医学に展開できないということになります。

　臨床医学への大きなインパクトや創薬への可能性は、適当に、基礎研究の成果をピックアップするだけでは得ることができないのです。臨床医学は、患者さんに役に立つことが目標であるため、科学的に正しくても、患者さんへのインパクトが少なければ実用化されないということになります。

　医学では、基礎医学、臨床医学、実臨床の間は「死の谷（death valley）」と呼ばれており、超えるのがほぼ不可能な深い谷があると言われています 図 4-9 。図 1-1 の工学の研究と比べてもその差は明らかです。Death valley とは、米国 California 州東部および Nevada 州南部にある乾燥盆地のことで、そこでは植物が育たないことで有名です。このことから、death valley は資金的なリソースなどの不足や法律、制度等の外的要因なども含めて、基礎研究が応用研究に、または研究開発の結果が事業化に活かせない状態を指すようになりつつあるそうです。

　ただ、最近、この death valley にも草が生えつつあるということで、私どもの基礎・臨床研究などの医学研究も、ぜひそうでありたいものだと思います。

4-2　心筋再灌流障害研究のさらなる発展

　ここまでお話を聞いていただくと、もともとマイクロスフェアーの冠動脈塞

さあ、医学研究をはじめよう！

栓からアデノシン研究を、さらに海外留学で心筋虚血・再灌流障害の研究を行ってきたことから、帰国後、臨床の場にもどる選択肢もあったのですが自然な経緯として、アデノシンと虚血後の再灌流障害の研究をテーマにさらに基礎研究を進めようと心に決めました。私にとって大きな転機は、やはりマイクロスフェアーの研究、アデノシンとの出会いでした。でも、私の心の中には、マイクロスフェアーの研究より、いかに心筋梗塞で再灌流障害を抑制して心機能を温存するかでいっぱいでした。というのも、当時も今も、臨床において急性心筋梗塞が大きな問題になっていたからです。

（ここでの教訓：基礎研究の方法論10：基礎研究といえども臨床の動向を横目で見ながらその成果を上げていくことが大切。）

　まず、直径15μmのマイクロスフェアー塞栓による反応性のアデノシン産生増加・冠血流量増加が、何かで抑制できないかといろいろやみくもに検討していました。先ほどのブロック実験ですが、お決まりのものではなく探索的ですね。臨床研究でもそうですが、基礎研究でも、検証的研究と探索的研究があります。検証的研究は、心筋虚血でアデノシンが増えているとすると、それが心筋保護に重要な役割を果たしているか否かを検討するために、アデノシン受容体遮断薬でアデノシンの効果を遮断して、心筋保護効果が減弱するか否かを検討します。探索的研究では、もっと自由に、なぜアデノシンが増えるのか検討したい、そのためには、何かある酵素・受容体の遮断薬や刺激薬を投与する、もしくはある蛋白の遺伝子を導入する（transfection）または欠失させて（knockout）、アデノシンの産生が減らないかどうかを検討するというものです。当然、前者は、ネガティブデータでも論文になりますが、後者はネガティブデータでは論文になりません。逆に、前者では、ポジティブデータは、いわゆるブロック実験なので研究が一歩前進となりますが、後者で、ポジティブデータが出てきたなら研究は大きく展開します。

　諸家の研究から、βアドレナリン受容体刺激や心拍変化による心筋酸素量増大によりアデノシン産生量が増えるということがわかっていましたから、βアドレナリン受容体遮断薬やアトロピンを投与しましたが、アデノシン産生・冠

血流量増加に何ら影響を与えませんでした．ところが，大変興味あることに，フェントラミンを投与すると，なぜか，直径15μmのマイクロスフェアー塞栓による反応性冠血流量増加が，著明に抑制されたのです．何回実験をしても同じ結果になるので，心筋アデノシン産生を測定してみると，図4-10 に示すようにアデノシン産生増加が，抑制されてしまったのです．これは驚きでした．なぜかといいますと，図4-11 に示しますアデノシン産生系・分解系のどこかに，αアドレナリン受容体活性が関与することが示されたからです．そこで，マイクロスフェアー塞栓によるという特殊な心筋虚血状態ではなく，一般的な心筋虚血の実験系を作ることにしました．皆が同意してくれる普遍的な実験系を用いることは大切です．

まず，心筋虚血-アデノシン産生が安定して得られる実験系をつくります 図4-12 ．麻酔開胸犬において，頸動脈からのバイパスチューブから冠動脈左前下行枝（LAD）をカットダウンをして，19G（ゲージ）の針を刺入いたします．また，このバイパスチューブに，電磁流量計と圧トランスデューサー

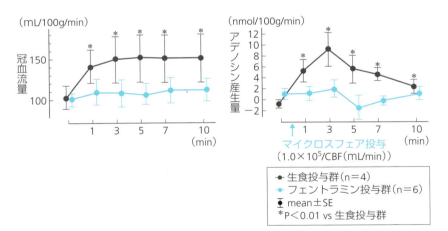

図4-10 直径15μmのマイクロスフェアーをイヌ冠動脈内に塞栓したときの冠血流量（左）およびアデノシン産生量（右）

横軸は時間軸で，マイクロスフェアーを塞栓すると，冠血流量およびアデノシン産生量は増加するが，その現象がフェントラミン投与にて抑制された．

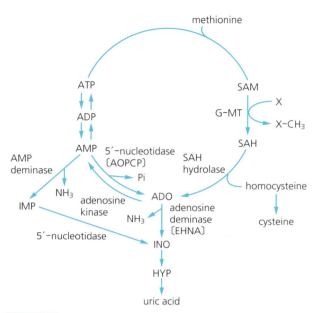

図 4-11　アデノシンの生合成代謝経路
アデノシンは半減期が非常に短く、主にその生成に関わる 2 つの酵素と分解に関わる 2 つの酵素のバランスで増減する。虚血時は ecto-5'-nucleotidase が活性化し、アデノシン産生に傾く。

を装着して、冠血流量と冠灌流圧を計測します。また、冠灌流領域には、超音波クリスタルディメンジョンゲージを装着して、局所心筋短縮率を計測します。さらに、灌流領域の冠静脈に、やはり 21G のカニューレを刺入して、冠静脈血をコンスタントにサンプリングします。左室内には、左室内圧を測定する圧トランスデューサーを刺入し巾着縫合します。これにより、このバイパスチューブを定量的に狭窄すると思い通りの強さの心筋虚血を作成することが可能となります。

　この系を用いて、心筋への冠血流量を 3 分の 1 に低下させ、一定した心筋虚血を作成します。ヒトでは、冠動脈左前下行枝が優位ですから、ここの部分の心筋虚血が生じると全身の血行動態に影響が出ますが、イヌは左回旋枝優位

Ⅱ　基礎研究編

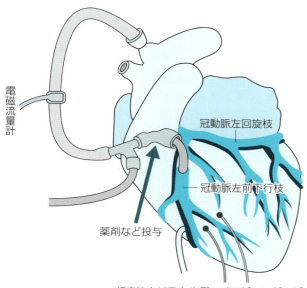

図 4-12　麻酔開胸犬の実験系
頸動脈からのバイパスチューブにて左冠動脈前下行枝を選択的に灌流：左冠動脈前下行枝領域の静脈血をサンプリング：左冠動脈前下行枝領域に超音波クリスタルディメンジョンゲージを装着して心筋長の変化を計測：左冠動脈前下行枝に選択的に薬剤を注入可能とする。

なので LAD 領域に虚血が生じても、全身の心血行動態とくに体血圧や心拍数にほとんど影響が出ません。このモデルでアデノシンの産生量を α-、α_1- α_2- β- アドレナリン受容体遮断薬（おのおのフェントラミン、プラゾシン、ヨヒンビン）投与下に測定しました。アデノシン産生量は（冠静脈血アデノシン濃度—冠動脈血アデノシン濃度）×冠血流量にて 1 分間当たりのアデノシン産生量がわかります。図 1-2（p.7）にその結果を示しますが、確かに α- または α_1- アドレナリン受容体遮断薬でアデノシン産生は抑制され、α_2- アドレナリン受容体遮断薬では抑制されませんでしたので、アデノシン産生は、α_1- アドレナリン受容体活性により制御を受けていることが明らかになりました[6]。

では、ここで問題です。次にどのように、研究を進めていけばいいでしょうか？　方向性は3つあります。①本当に産生量が増えているのかほかの指標で調べてみる、②なぜアデノシン産生が増えるのかそのメカニズムを調べる、③このアデノシン-α_1-アドレナリン受容体活性連関の生理的意味を探る,

という3方向です。そこで、まずアデノシン産生が本当に増えているか検討するために、アデノシンを染色することにしました。というのもアデノシンの流出が増えているからといって流出のターンオーバーが増えているだけで本当に産生が増えているかどうかわからないからです。

大阪大学医学部第2解剖学教室の高辻功一先生（現　大阪府立大学教授）にアデノシンを染めていただきました。アデノシンは蛋白質ではなくアデニンスクレオシドなので、通常は、抗体はできません。そこで、アデノシンをサクシニル化したサクシニルアデノシンを用いて抗体を作り、アデノシン測定はその抗体を用いてラジオイムノアッセイにて、先ほどのヤマサ醤油のほうで行っていました。このヤマサ醤油にお願いして、サクシニルアデノシン抗体をいただきました。このアデノシン抗体を用いて、免疫染色をしたのが 図4-13 です。アデノシン産生酵素は、細胞膜と細胞質にあるために、図4-13A にあるようにアデノシンが黒い粒子として細胞膜と細胞質に染まっているのがわかります。ところが、プラゾシンを投与した虚血心筋では、アデノシンを免疫染色し

A　プラゾシン非投与下　　　　B　プラゾシン投与下

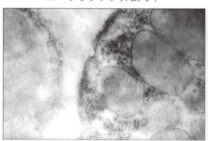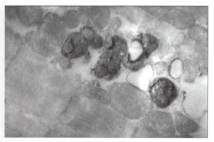

図4-13　虚血心筋におけるアデノシンの免疫染色
心筋虚血にてアデノシンの産生は増加しているが（図A、黒い小さな粒粒がアデノシンを示す）、プラゾシンによるα_1アドレナリン受容体遮断にてその産生は抑制される。

た粒子が激減していることから、確かにプラゾシンは、アデノシン産生を抑制していることがわかります。では、逆はどうか？　先ほど、ある現象を見出したら、かならずブロック実験とミミック実験をしなければいけないといいました。

そこで、$α_1$-アドレナリン受容体刺激薬であるノルエピネフリンを非虚血心筋に投与しました。図4-14 にあるように、アデノシン産生が明らかに増えます。このことから確かにアデノシン産生は$α_1$-アドレナリン受容体活性により制御を受けていることが明らかになりました[69]。余談ですが、この高辻先生をなぜ知っていたかといいますと、私が医学生の時に神経解剖に興味を持ち、第二解剖教室（当時正井教授が主宰）の勉強会に出ていたからで、医者になってからもこの高辻先生と親交が続いていたからです。ここからも、人脈がいかに研究にとって大事かがわかります。

ここでの教訓：基礎研究の方法論11：基礎研究は、自分の努力も大事だが、共同研究できる人脈を有することも大切。)

では、その分子メカニズムはなにか？　文献的には、$α_1$-アドレナリン受容体の下流は、Go 蛋白などを介した protein kinase C の活性化があまりにも有名です。protein kinase C は、神戸大学の西塚先生が発見された kinase（ドイ

ノルエピネフリン非投与下　　　　　ノルエピネフリン投与下

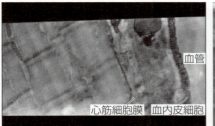 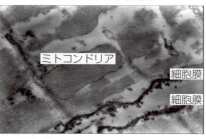

図4-14　非虚血心筋におけるアデノシンの免疫染色
通常の心筋でアデノシン産生は微量であるがノルエピネフリンによる α1 交感神経刺激により、アデノシン産生量は増加する。

ツ語読みでキナーゼ、英語ではカイネースといいます。リン酸化酵素のこと）で蛋白をリン酸化して、その蛋白の機能を調節します。その蛋白が酵素であれば、その酵素活性を調節します。そこでハタと思いついたのが、図 4-11 にあるアデノシン産生の直接つながる 5'-nucleotidase が α1- アドレナリン受容体の下流にある protein kinase C でリン酸化を受けてその活性を上げているので

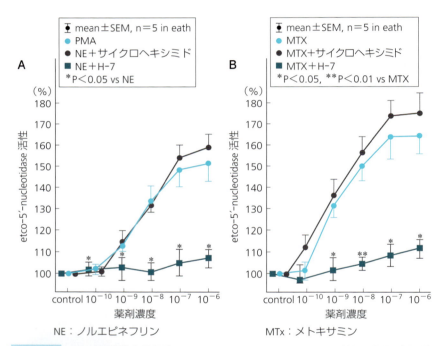

図 4-15 ラット培養心筋細胞における ecto-5'-nucleotidase 活性の変化（縦軸）
ノルエピネフリンまたは phorbol 12-myristate 13-acetate（PMA）（A）およびメトキサミン（B）にて α1 アドレナリン受容体またはその下流にある protein kinase C を刺激または活性化すると、用量依存的に ecto-5'-nucleotidase 活性は増加し、その活性は protein kinase C の阻害作用を有する H-7 にて抑制されたが、蛋白合成阻害作用を有する cycloheximide にては抑制されなかった。つまり、α1 アドレナリン受容体刺激による ecto-5'-nucleotidase 活性化には、蛋白合成は関係しておらず、protein kinase C による ecto-5'-nucleotidase リン酸化が関与することが示された。

(Kitakaze M, et al. Circulation. 1995; 91: 2226-34[69]) /
Kitakaze M, et al. J Mol Cell Cardiol. 1996; 28: 1945-55[70])

はないかというシナリオです．そこで，培養心筋細胞を用いた実験に移ります．ラット培養心筋細胞に対して，α_1 アドレナリン受容体活性化薬のノルエピネフリン（NE）またはメトキサミン（MTX），または protein kinase C の賦活剤 PMA（phorbol 12-myristate 13-acetate）を添加すると，膜型（ecto-）5'-nucleotidase の活性が増加すること，その増加は蛋白質合成阻害薬である cyclohemide にて抑制されないことから，ecto-5'-nucleotidase が protein kinase C の基質となって，アデノシン産生に関与していることが明らかになった，ということになります[70] 図4-15．通常は，酵素は細胞の中にあるのですが，ecto-enzyme は細胞の外側に活性の中心部分をさらけ出しています．さらに，この ecto-5'-nucleotidase が，PMA でリン酸化を受けているか否かを検討したのが 図4-16 です．PMA にて通常リン酸化をうけるスレオニン残基およびセ

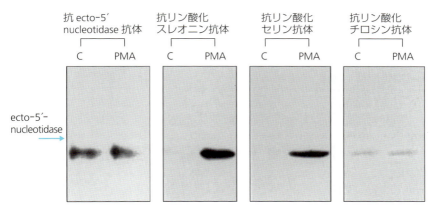

図4-16 ラット培養心筋細胞における PMA による ecto-5'-nucleotidase リン酸化

PKC の賦活薬である phorbol 12-myristate 13-acetate（PMA）により，ecto-5'-nucleotidase のスレオニン（左）およびセリン（中央）残基がリン酸化されている．チロシン残基のリン酸化は認められない（右）

(Kitakaze M, et al. Circulation. 1995; 91: 2226-34 [69] /
Kitakaze M, et al. J Mol Cell Cardiol. 1996; 28: 1945-55 [70])

リン残基に対する抗体（α-PT Ab, α-PS Ab）にて immunoblot（免疫ブロッティングのこと。抗原抗体認識に内在する特異性を利用することによって機能する蛋白質の検出と特性評価のための迅速かつ高感度なアッセイシステムのこと）すると、明らかにリン酸化バンドが出るので、ecto-5'-nucleotidase のセリン、スレオニン残基が PMA でリン酸化されていることがわかります。

最後に、この現象の生物学的意味合いの検証です。生理学的には、α₁-交感神経活性は、心筋虚血や運動で上昇するということが、わかっています。ただ、α₁アドレナリン受容体活性化は、血管平滑筋を収縮することから、そのα₁アドレナリン活性化の生理的意味合いがよくわかっていませんでした。というのも、心筋虚血や運動では、心臓を養う冠血管は弛緩して、心臓に血液がたくさん供給されるべきだからです。実際、α₁アドレナリン受容体活性が減弱すると、心臓への冠血流量は、心筋内膜側で低下することがわかります[71]。図 4-17。つまり、α₁-アドレナリン受容体活性化は、血管平滑筋を収縮血流

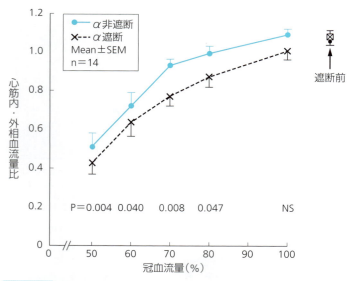

図 4-17　イヌ心筋血流分布の変化
心筋虚血が生じるとαアドレナリン受容体遮断をした方が、心内膜の血流量が低下する。
(Feigl EO, et al. Basic Res Cardiol. 1990; 85 Suppl 1: 167-76[71])

低下作用と同時に、何らかのメカニズムで血流増加作用を有していることがわかりますし、後者の作用の方がより生理的だと考えられます。その「何らか」がアデノシンで、$α_1$アドレナリン受容体活性—アデノシン連関は冠血流の維持という観点からは、とても大切な作用であるということがわかります。

　心内膜側の心筋は、左室内圧が高いために、血液が特に供給されにくいので、心臓の中でとても虚血に陥りやすいパートです。その部分の血流が、$α_1$アドレナリン受容体活性が減弱すると減少するのは生理的には理解できなかったのです。でも、私たちの研究で、$α_1$アドレナリン受容体活性が減弱すると虚血部分の血流が減少するのは、アデノシン産生現象が関係したことがわかります。

　さらに、思い出してください、図2-1（p.21）で示したように、$α_2$アドレナリン受容体活性はアデノシン産生には関係しませんでしたが、出てきたアデノシンの作用を増幅することがわかっています。つまり、図4-18のような制御系になっていることが明らかになりました[72]。この考えは冠循環研究の大御所 Eric Feigl らも認めてくれており、アデノシンと$α_2$アドレナリン受容体活性の関係は切っても切れないものとなってきたわけです[73,74]。

　さらに$α_1$アドレナリン受容体活性-アデノシン連関は、myocardial

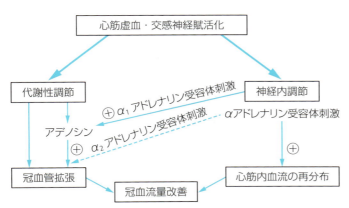

図4-18　冠血流の神経および代謝制御の交互作用
(Kitakaze M, et al. Cardiovasc Res. 1993; 27: 18-27[72])

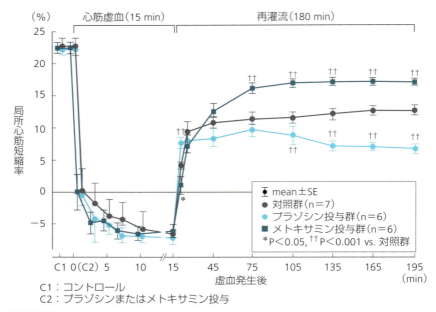

図 4-19　麻酔開胸犬における 15 分虚血・3 時間再灌流時の心機能変化
薬剤無投与であれば、15 分虚血・3 時間再灌流時の左室心筋短縮率（縦軸）は約半分に低下するが、$α_1$ アドレナリン受容体受容体遮断薬であるプラゾシンにてその低下は増大し、$α_1$ アドレナリン受容体刺激薬であるメトキサミンにてその低下は軽減する。

(Kitakaze M, et al. Circ Res. 1991; 68: 1322-39 [75])

stunning 改善にも関係することもわかってきました[75]。図 4-19 は、麻酔開胸イヌを用いた実験です。15 分間 LAD を結紮し再灌流すると、通常縦軸にあります心収縮性の指標である局所心筋短縮率 25％が、12％ぐらいに低下しますが、このとき $α_1$-アドレナリン受容体活性刺激剤のメトキサミンを投与するとより改善し、$α_1$-アドレナリン受容体活性遮断剤のプラゾシンを投与すると増悪します。図 4-20 にあるように、このメトキサミンの心筋保護効果はアデノシン受容体遮断薬の 8-phenyltheophylline にてブロックされ、プラゾシンの心筋虚血・再灌流障害に対する増悪効果がアデノシンにより回復されることを示しました。アデノシン、アデノシン産生酵素である ecto-5'-nucleotidase が重要であることが示されたわけです。つまり、生理的条件下だけでなく心筋

II 基礎研究編

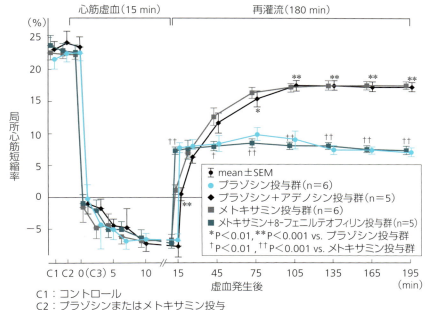

図 4-20 麻酔開胸犬における 15 分虚血・3 時間再灌流時の心機能変化

$α_1$ 交感神経受容体遮断薬であるプラゾシンにて低下した左室心筋短縮率はアデノシンの追加投与にて回復し、$α_1$ アドレナリン受容体刺激薬であるメトキサミンにてその低下が軽減した左室心筋短縮率はアデノシン受容体遮断薬 8-phenyltheophylline）にて元に戻った。

(Kitakaze M, et al. Circ Res. 1991; 68: 1322-39 [75])

虚血やスタニングのような状態でもこの α アドレナリン受容体活性 - アデノシン連関が重要であることが示されたわけです。いかにブロック実験、ミミック実験を駆使して、基礎研究を進めているかがおわかりいただけると思います。

4-3 虚血プレコンディショニングへの展開

この $α_1$ アドレナリン受容体活性 - アデノシン連関の流れの中で、このアデノシン研究は、大きな展開を遂げました。そこで、私、アデノシンに関するい

ろいろな研究を根こそぎ進めていく戦略をとりました。1つ1つ図をつけて解説していると日が暮れてしまいますので、ここに、かいつまんでお話しします。大きなテーマは、「アデノシンの虚血心筋への作用以外にアデノシンの作用はあるのか」ということです。アデノシンを X 軸として、Y 軸に研究の世界でいわれている虚血・再灌流障害に関係があるといわれているすべてのファクターをおきます。

① アデノシンは血小板凝集を抑制して微小循環障害を抑制していることがわかりました[76]。特にそのメカニズムが P-selectin 抑制であることも示されました[77]。この現象はマイクロスフェアーを塞栓したときにアデノシンがたくさん出て微小循環障害を抑制しようとしていることがわかります。

② アデノシンは好中球にも作用してその活性の調節に働いていることがわかりました。とくに好中球が活性化されると、好中球のアデノシン産生は減少すること[78]、また、アデノシンは好中球による冠血管収縮反応を抑制することがわかりました[79]。南野哲男先生が白血球自体に冠血管拡張作用があり、その作用がアデノシンで抑制されることを見出しました。彼は、昔、滋賀医大の戸田先生のラボで見学させていただいた血管単離の技を冠血管で行ってくれ、多くの実験に成功し、論文を大量生産してくれました。

③ アデノシンは心筋の β アドレナリン受容体刺激による過収縮を抑制して心筋保護的に作用することがわかりました[80]。これは、佐藤洋先生（現　関西学院大学教授）の執念の論文です。

④ アデノシンは NO とも強い関係があることがわかりました[81, 82]。

⑤ アデノシン産生酵素はフリーラジカルのターゲットになることがわかります[55, 83, 84]。

　　実は、この仕事で、私、日本人では初めて日本の仕事で米国心臓病学会の Young Investigator Award（YIA）で第1位を取りました。後日談ですが、当時の審査員長はハーバード大学 Stephen Vatner 教授でした。彼は、日本人を YIA のファイナリストに残したことについて少し心配していました。というのも、日本人はあまり英語がうまくないことを知っており、もし、私が講演後の質問にうまく答えられなければ、Stephen Vatner 教授自

身の責任問題になると考えたのです。そこで、Stephen Vatner 教授のラボ
に留学していた日本人に私のことを聞きました。

"Do you know Dr. Kitakaze at Osaka University? Does he speak good
English?"

するとその日本人は、"Yes, I know Dr. Kitakaze very well. He is alright
at speaking fluent English." と答えてくれました。彼こそ、何を隠そう、
私のところから Steve（Stephen の愛称、ニックネーム、ボスでも通常は
first name でよびます）のところに留学していた駒村和雄先生（現　国際
医療福祉大学教授）でした。すこし、八百長ですかね？　いえいえ、持つ
べきものは後輩ですね。本番の出来はまずまずでした。若いうちに大舞台
を踏んでおくと、度胸がつき、通常のことでは驚きません。「山より大き
な獅子は出ない」です。

⑥アデノシンを増加させる薬剤もたくさんあることがわかりました。例え
ば、リウマチ治療薬のメソトレキセート[85]、心不全に効果があるとされて
いる β 遮断薬カルベジロール[86]、狭心症治療薬の Ca チャネル遮断薬[87]
やニコランジル[88]、心不全治療薬のベスナリノン[89,90]、などです。とい
うことは、これらの薬剤の心保護作用の中にアデノシンが関係している可
能性もあります。また、逆にアデノシンを遮断するテオフィリンにもアデ
ノシンと関係する作用があることがわかりました[91]。テオフィリンは実は
α_1 アドレナリン受容体活性をあげてアデノシン産生を増やすことがわか
ります。これは先ほどの南野先生の仕事です。また、最近の糖尿病治療薬
DDP4 阻害薬もその効果の中にアデノシンが関係します[92]。これらの仕事
は、浅沼博司先生（現　明治国際医療大学教授）の仕事です。

⑦アデノシンは AMPK 刺激剤の AICA-riboside により産生が増加すること
がわかりました[93,94]。これは、後藤浩一先生（現　三菱 UFJ 銀行　健康
管理室室長）の仕事です。AMPK はメタボリック症候群とも関係がある
ので、アデノシンとメタボの関係も臨床医学的には大変興味あるところで
す。

⑧アデノシンは心肥大[95]、心不全[96-99]、心房細動[100]、心筋梗塞後のリモデ

リング[101] にも密接に関係します。先ほどの南野先生の仕事です。

⑨ アデノシン受容体刺激は多くの遺伝子発現を変えることもわかりました[102]。前述の朝倉先生の仕事です。

⑩ アデノシンはリポゾームにくるんで DDS の対象にもなります[103]。国立循環器病研究センター医師高濱博幸先生が、大阪大学連携大学院の時の仕事です。

(ここでの教訓: 基礎研究の方法論 12: 基礎研究は、ひとつキーになる事象が見つかればそれに関係した研究を縦横無尽に行うことが大切。頭の中には、いつも X 軸・Y 軸・Z 軸を置くように心がける。)

そして最終的にこのアデノシンの話は、虚血プレコンディショニングにつながっていきます。そこで、少し詳しく、この虚血プレコンディショニングについて述べてみます。

虚血プレコンディショニングは、「短時間の虚血イベントが先行すると、引き続く長時間虚血・再灌流に伴う心筋壊死過程やその程度が、虚血時間の合計の延長にも拘らず逆に遅延あるいは縮小する現象」と定義されています[104]。循環器病を専門とする臨床医家の間では、急性心筋梗塞患者において先行狭心発作の存在した症例の急性期経過および遠隔期予後・心臓運動機能が比較的良好であることは、かなり以前から経験的には知られていました[105-107]。つまり、いつも狭心症の症状のある人のほうが、本当の心筋梗塞が生じたときにその病態が軽い、という不思議な現象がみられるということです。いつも、学校の先生に怒られ慣れている生徒のほうが、いままで一度も先生に怒られたことのない優等生が叱られた場合より、先生が本気で怒った時のダメージが軽い、ということです。狭心症は、可逆的な心筋障害を起こしますが、心筋梗塞は不可逆的な心筋障害を起こしうる病態ですから、"肉を切らせて骨を切る" という感じですかね。

さらに、興味あることに、この虚血プレコンディショニング心筋保護効果は、世界のあらゆる研究者が、*in vitro*、*in vivo* 両面からの追試においても例外なく確認されるほど強力・確実で、かつ実験動物の種類や細胞・組織の種類を問わ

ず広範に認められる、数少ない普遍的な現象であることです。このことから、循環器病の研究者から、急性冠疾患における心筋障害の防止手段を解明するための最も有望なツールとして、注目されました。しかし、虚血プレコンディショニングは、心筋障害を引き起こす長時間梗塞（一般的な急性心筋梗塞）に先行して起こる現象であり、この強力な心筋保護効果が臨床治療に応用される上では、プレコンディショニングが引き起こす心保護メカニズムを解明し、短時間虚血によるのでなく、プレコンディショニングが引き起こす因子を直接活性化させるほうが、より合理的であるのは当然です。

もともとの報告によると[104]、虚血プレコンディショニングにより、長時間虚血時の心筋内 ATP 含量減少の遅延、酸素消費の減少、細胞構造の破壊減少、ATP 枯渇による虚血細胞死の遅延、などの心筋保護作用が起こることが現象論として記載されています。ただ、どれが虚血プレコンディショニングによる保護メカニズムを担っているのかは、わかりません。さらに、虚血プレコンディショニングの心保護効果は、細胞系・単離系および in vivo などの実験系で多少の違いはあるものの、短時間先行虚血と長時間虚血の間隔が約数分〜3時間以内で最大となり、それを超えると心保護効果は消失してしまうことがわかっていました。

しかし 1990 年代に入って、一旦は消失するこの心筋保護効果が 12 時間以上の間隔をおくと再び出現し、実験系によっては一過性虚血後約 48 時間まで継続することが発見されました[108, 109]。よって心筋保護効果は経時的な観点からは二峰性となることが明らかとなり、おのおの First Window、Second Window（現在の Early Phase、Late Phase）プレコンディショニングと名づけられました。これらの現象をターゲットとする分子機序が明らかになれば、虚血を起こさなくとも、その分子標的を薬剤などにて刺激するだけで、プレコンディショニングと同様の強力な心保護作用を惹起する薬剤プレコンディショニング（pharmacological preconditioning）・薬剤開発が可能となり、臨床治療への応用が可能となるわけです。よって、虚血プレコンディショニングの分子機序の同定と、薬剤プレコンディショニングの可能性に関する研究が次の重要なテーマとなりました。

さあ、医学研究をはじめよう！

　1991 年、Liu GS らよって[110]、アデノシン A1 受容体の虚血前刺激によって心筋梗塞サイズ縮小効果が媒介され、虚血プレコンディショニングによるかかる効果が、アデノシン受容体遮断薬の 8- スルフォフェニルテオフィリン（8-SPT）の前投与によって消去されることが、世界で初めて報告されました。つまり、アデノシンまたはアデノシン A1 受容体がはじめて薬剤プレコンディショニングの候補および虚血プレコンディショニングの trigger として提起されたことになります。アデノシン A1 受容体は 7 回膜貫通型の G 蛋白共役型受容体のため、係る刺激の伝達機構としてこれらの受容体に共役するシグナル伝達機構の活性化が想定されたわけです。その後の諸家の検討により、G 蛋白共役型受容体刺激の下流で活性化を受ける protein kinase C の活性化阻害により、虚血プレコンディショニングとアデノシン前投与による心筋保護効果が消失することが報告され、PKC がアデノシンの前投与による心筋梗塞サイズ縮小効果を媒介していることがわかってきました[111-113]。

　驚きですよね。いままで、この虚血プレコンディショニングとまったく別の方向からアデノシンの研究をしていた私たちのグループが扱っていたアデノシン、protein kinase C、心筋保護という用語がどんどんと虚血プレコンディショニングの分野で登場しているのですから。私たちが、この虚血プレコンディショニングの分野に参入しない手はありません。千載一遇のチャンスです。実は、この論文発表の数年前に開催された米国心臓病学会で、このグループの報告を私、聞いていました。そして、すぐさまこの分野でわれわれの研究を進展しようと決めていました。

（ここでの教訓：基礎研究の方法論 13：基礎研究では、情報収集は特に大切。そのためには論文になる前の情報が飛び交う学会に出ることが大切。）

　私たちは、その時すでに、アデノシンを産生する 2 種類の酵素 S －アデノシルホモシステインヒドロラーゼ（SAH hydrolase）と 5' －ヌクレオチダーゼ（5'-nucleotidase）図 4-11 のうち、虚血などのストレス時にのみ活性化されて高いアデノシン産生能をもつ ecto-5'-nucleotidase が protein kinase C 活性

96

化によって直接リン酸化を受け、心臓局所でアデノシンが産生されることを見出していました。また、図4-8で述べたようにアデノシン自体に、陰性変力作用，心筋収縮抑制作用，冠血流増加作用，白血球活性化抑制作用，血小板活性化抑制作用などの生理作用があるため、アデノシンはプレコンディショニングの trigger としても、mediator としても作用し得る物質として認識される可能性が出てきたのです。われわれが中心になってやっていけると認識した瞬間でした。trigger とは、引き金となる因子のことで、mediator とは、引き金に触発されて実際の作用を引き起こす因子のことです。

　そこで、イヌ in vivo の系にて、まず虚血プレコンディショニングにより、ecto-5'-nucleotidase が活性化され、その結果アデノシン産生が増加するか否かを調べました。虚血プレコンディショニングにより、アデノシン産生量が増加すれば、増加したアデノシンの作用増強により、より強い心筋保護効果がもたらされると考えたわけです。虚血プレコンディショニングによる心筋保護効果は、5分虚血を4回5分間隔心筋に起こすだけで獲得できます。これが、一番最初に報告された虚血プレコンディショニングによる心筋保護効果を獲得する手法ですが、その後5分虚血1回でも、心筋梗塞縮小効果が認められることが明らかとなりました。また、5分虚血ではなく15分虚血だと、心筋梗塞サイズ縮小効果が認められないことも、明らかとなりました。15分虚血は、心筋スタニングを引き起こしますので、虚血刺激としては、長すぎるのでしょうね。ちょうど経済におけるバブルのように、虚血プレコンディショニングに関する多くの論文が世界中から続々と出てきます。どの程度の虚血時間が、虚血プレコンディショニング獲得のために必要なのかという、少し枝葉末節な論文も出てきますが、われわれは、そのような仕事ではなくここは王道で勝負しようと思いました。メカニズム研究です。その結果、まず、虚血プレコンディショニング操作により40分虚血後のアデノシン産生量を測定すると明らかにその産生量が増加しており、この時同時に ecto-5'-nucleotidase 活性が上昇していることを見出しました[114]。図4-21 また、ecto-5'-nucleotidase 活性の程度と心筋梗塞縮小効果の発現度に有意な相関があることが示されました[115]。

　この次は、そうです、ブロック実験です。ecto-5'-nucleotidase の阻害薬であ

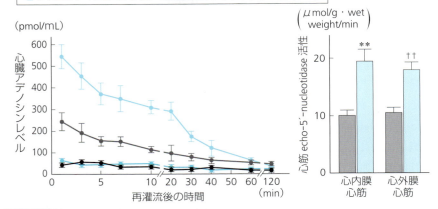

図 4-21　麻酔開胸犬における 90 分虚血・再灌流後のアデノシン産生量（左）と
アデノシン産生酵素 ecto-5'-nucleotidase 活性（右）

虚血プレコンディショニング（ischemic preconditioning、5 分心筋虚血を 5 分間隔で 4 回行う）にてアデノシン産生量およびアデノシン産生酵素 ecto-5'-nucleotidase 活性は増大した。
(Kitakaze M, et al. Circulation. 1993; 87: 208-15 [114])

る α,β-methylene adenosine 5'-diphosphate（AOPCP、AMP-CP）が虚血プレコンディショニングによる心筋梗塞サイズ縮小効果を消失するか否かを検討しました。その結果、AMP-CP が心筋梗塞サイズ縮小効果を消失させることを見出しました 図 4-22 。また AMP-CP を①虚血プレコンディショニング操作の間だけ、つまり 5 分虚血を 4 回 5 分間隔で引き起こしているときだけ冠動脈内投与するか、②または再灌流中だけ投与するか、③実験期間中にすべてに投与するかに分けて検討しますと、①、②では心筋梗塞サイズ縮小効果は部分的に、③では完全に抑制されることが示されました[116] 図 4-22 。

次にメカニズム実験です。これまでの私たちの研究の経緯から、この ecto-5'-nucleotidase は protein kinase C により活性化されることがわかっていますから、まず、虚血プレコンディショニング操作により、protein kinase C が活

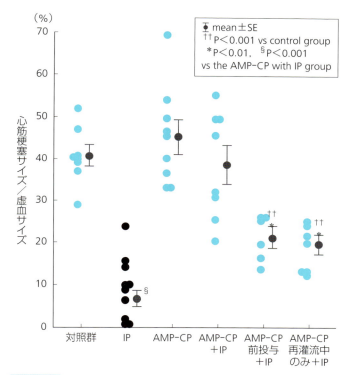

図 4-22　麻酔開胸犬モデルでの梗塞サイズの検討
虚血プレコンディショニング（IP）は著明に梗塞サイズを縮小させたが、アデノシン産生酵素 ecto-5'-nucleotidase 阻害剤の AOPCP を IP 中・再灌流後に投与するとおのおの部分的に梗塞サイズを縮小し、両方にて完全に遮断された。
(Kitakaze M, et al. Circulation. 1994; 89: 1237-46 [116])

性化するか否かを検討します。図4-23、4-24 に示すように Ca^{2+}、phospholipid 要求性の protein kinase C が関与すること、それはとくに protein kinase C-α が活性化されることがわかりました[118]。図4-25。同様の現象は、ラットでも証明しました[118]。

さらにミミック実験をします。まず、protein kinase C 活性化により、虚血プレコンディショニングと同様の心筋梗塞サイズ縮小効果が出現するかです[119,120]。図4-26 で示すように protein kinase C 阻害薬である GF109203X

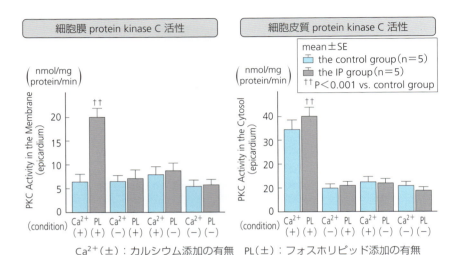

Ca²⁺(±):カルシウム添加の有無　PL(±):フォスホリピッド添加の有無

図 4-23　心筋細胞膜（左）および細胞質（右）の protein kinase C 活性
虚血プレコンディショニング（ischemic preconditioning、IP、5 分心筋虚血を 5 分間隔で 4 回行う）にて、protein kinase C は活性化されるが、それは Ca²⁺ および phospholipid（PL）依存性であることが示された。　（Kitakaze M, et al. Circulation. 1996; 93: 781-91 [120]）

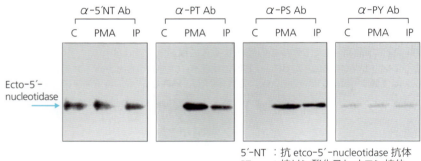

5'-NT ：抗 etco-5'-nucleotidase 抗体
PT ：抗リン酸化スレオニン抗体
PS ：抗リン酸化セリン抗体
PY ：抗リン酸化チロシン抗体
IP ：虚血プレコンディショニング

図 4-24　イヌ心筋における PMA 投与または虚血プレコンディショニングによる ecto-5'-nucleotidase リン酸化
PKC 賦活薬である phorbol12-myristate13-acetate（PMA）または虚血プレコンディショニング（ischemic preconditioning、IP、5 分心筋虚血を 5 分間隔で 4 回行うことにより、ecto-5'-nucleotidase のスレオニンおよびセリン残基がリン酸化されている。チロシン残基のリン酸化は認められない。　（Kitakaze M, et al. Circulation. 1996; 93: 781-91 [120]）

Ⅱ 基礎研究編

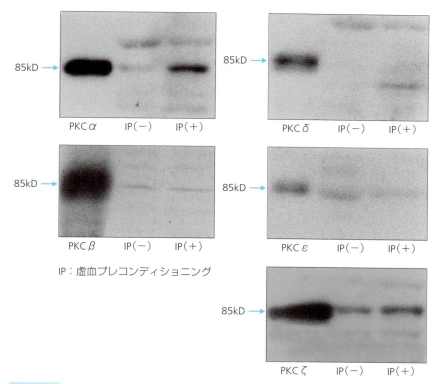

図 4-25 イヌ心筋において虚血プレコンディショニングで活性化される PKC サブタイプの解析

虚血プレコンディショニングにて PKC-α が活性化された一方で、PKC-δ、PKC-ε、PKC-ζ は活性化されなかった。　　（Yoshida K, et al. J Biochem. 1997; 122: 506-11 [118])

や polymyxinB で虚血プレコンディショニングや methoxamine による心筋梗塞サイズ縮小効果が減弱することが明らかとなりました。では、Ca^{2+} が、protein kinase C- ecto-5'-nucleotidase 連関を介して心筋梗塞縮小効果が発現するか否か、を検討します。その結果、Ca^{2+} 負荷による心筋梗塞サイズ縮小効果が ecto-5'-nucleotidase 活性化を伴うこと、さらにその心筋梗塞サイズ縮小効果が protein kinase C の阻害薬で減弱することが示されました[119, 121]。

さらに、その上流は何か？　つまり、なぜ、protein kinase C が活性化され

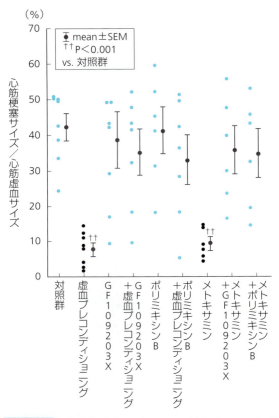

図 4-26　麻酔開胸犬モデルでの心筋梗塞サイズの検討

虚血プレコンディショニング（IP）は著明に梗塞サイズを縮小させたが、その効果は PKC 阻害薬（GF109203X または polymyxin B）にて抑制された。また、メトキサミン（α_1 アドレナリン受容体刺激薬、MTX）にて IP と同様の心筋梗塞サイズ縮小作用が認められたが、その効果も PKC 阻害薬（GF109203X またはポリミキシン B）にて抑制された。　　　　　（Kitakaze M, et al. Circulation. 1996; 93: 781-91 [120]）

るのか、調べてみる必要があります。一番考えやすいのは、虚血中に出てくるノルエピネフリンです。心筋虚血が生じると、神経節末端から、ノルエピネフリンが流出することが知られています。もしノルエピネフリンの関与が事実なら、α_1 アドレナリン受容体遮断薬プラゾシンで、この protein kinase C- ecto-

5'-nucleotidase–心筋梗塞縮小効果の連関が消失するはずです。そこでその可能性について検討してみますと、仮説の通りになります[122]。つまり、プラゾシン投与により、虚血プレコンディショニングで上昇していたecto-5'-nucleotidaseの活性は低下して、逆に$α_1$アドレナリン受容体刺激薬であるメトキサミンにて、虚血プレコンディショニング操作なしでも、ecto-5'-nucleotidaseの活性が上昇します 図4-27 。このときに同様に心筋梗塞縮小効果の発現はプラゾシンにて減弱して、逆にメトキサミンにて虚血プレコンディショニング操作なしでも心筋梗塞縮小効果は発現するのです 図4-28 。

また、protein kinase Cのみならずprotein kinase A[123]、P38MAP kinase[124]も関与すること、tyrosin kinase[125]は関係ないことも明らかにしました。つまり、虚血およびプレコンディショニングの短時間虚血・再灌流にて、P38MAPKが活性化されるが、係るキナーゼが虚血中に活性化阻害を受ける

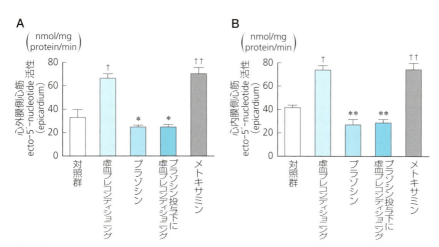

図4-27　イヌ心筋における虚血プレコンディショニングまたは$α_1$アドレナリン受容体刺激薬であるメトキサミンによる5'-nucleotidase活性化

虚血プレコンディショニングまたはメトキサミンによりecto-5'-nucleotidaseおよびcytosolic 5'-nucleotidaseは活性化されたがその効果はプラゾシン（$α_1$アドレナリン受容体遮断薬）にて抑制された。

(Kitakaze M, et al. Circulation. 1996; 93: 781-91 [120] /
Kitakaze M, et al. J Clin Invest. 1994; 93: 2197-205 [122])

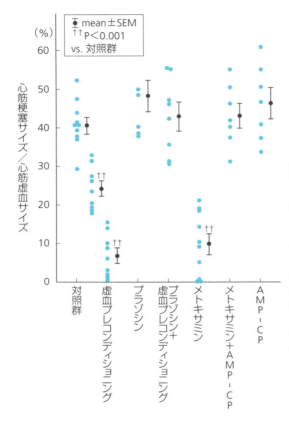

図 4-28　麻酔開胸犬モデルでの心筋梗塞サイズの検討。
虚血プレコンディショニング（IP）は著明に梗塞サイズを縮小させたが、その効果はプラゾシン（α1交感神経遮断薬にて抑制された。また、methoxamine（α1交感神経刺激薬、MTX）にて IP と同様の心筋梗塞サイズ縮小作用が認められたが、その効果はアデノシン産生酵素 ecto-5'-nucleo-tidase 阻害剤の AMP-CP にて抑制された。

(Kitakaze M, et al. Circulation. 1996; 93: 781-91 [120] / Kitakaze M, et al. J Clin Invest. 1994; 93: 2197-205 [122])

と心筋梗塞サイズ縮小効果が惹起されることが、薬理学的研究により明らかになりました。さらに、プレコンディショニング操作によって、長時間虚血中のP38MAPK 活性化の抑制と、P38MAPK の下流にあたる低分子熱ショック蛋白（HSP27）の虚血開始時点での活性化が共にもたらされ、心筋保護効果に寄与していることを明らかにしました。この P38MAPK が活性化されるための経路として、有力な候補にあがっているのは現在のところ protein kinase C と tyrosine kinase であるが、われわれの検討からは、tyrosine kinase の系は否定されているため、protein kinase C が重要であろうと結論づけました。

II 基礎研究編

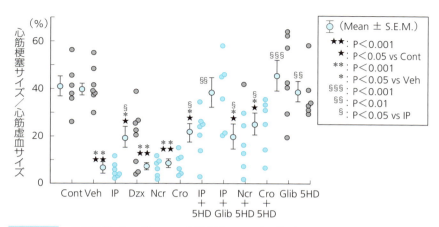

図 4-29 麻酔開胸犬モデルでの心筋梗塞サイズの検討

虚血プレコンディショニング（IP）は著明に梗塞サイズを縮小させたが、その効果は細胞膜およびミトコンドリア K_ATP チャネル開口薬であるニコランジル（nicorandil, Ncr）やクロマカリウム（cromakalium, Cro）で完全に模擬され、ミトコンドリア K_ATP チャネル開口薬であるダイアゾキサイド（diazoxide, Dzx）で部分的に模擬された。逆に虚血プレコンディショニング（IP）による梗塞サイズを縮小作用は、細胞膜およびミトコンドリア K_ATP チャネル遮断薬であるグリベンクラミド（glibenclamide）にて抑制され、ミトコンドリア K_ATP チャネル遮断薬である 5HD にて部分的に模擬された。つまり、IP 効果は細胞膜およびミトコンドリア K_ATP チャネル開口の両者が関係していることが示された。

　さらに、その先について研究を進めます。なぜ、アデノシンにそのような効果があるのか？　これを考えないといけません。Gross らは[126)]、K_ATP チャネル開口によるプレコンディショニング効果が確認され、かかる効果がアデノシン A₁ 受容体刺激の下流で効果を発現している可能性が示されていました。私たちは、この細胞膜にある ATP 感受性 K⁺ チャネル（K_ATP チャネル）の開口が ecto-5'-nucleotidase の活性化に関与すること[88)]、また、細胞膜にある K_ATP チャネルのみならずミトコンドリアに存在する K_ATP チャネル開口も虚血プレコンディショニングによる心筋梗塞サイズ縮小効果に重要な働きをすること[127)] を見出しました 図 4-29 〔これらの仕事は、浅沼博司先生、真田昌嗣先生（大阪大学准教授）〕。

　ここまで、私どもの研究、大変順調でしたが、どの世の中でもそうですが、

当然、反論の論文が出てきます。ウサギを用いたデータですが、ecto-5'-nucleotidase 阻害薬である AMP-CP にて虚血プレコンディショニングによる心筋梗塞サイズ縮小効果は消失しない、という私どものイヌのデータとは相対するデータです[128]。種差がありますから、ウサギではアデノシン産生経路は ecto-5'-nucleotidase ではなく、細胞質に存在する 5'-nucleotidase が重要かもしれません。そこで、われわれもウサギで、彼らのデータを確かめてみました。イヌの場合は AMP-CP を冠動脈内投与が可能ですが、ウサギでは、全身投与しか方法がなく、投与できる最大量の AMP-CP を投与いたしました。件（くだん）の駒村和雄先生の実験です。

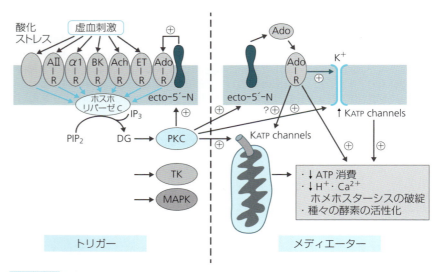

図 4-30　虚血プレコンディショニングによる心筋保護効果の細胞内メカニズム
AII-R（アンジオテンシン II タイプ I 型受容体）、α₁-R（α₁ 交感神経受容体）、BK-R（ブラジキニン受容体）、Ach-R（アセチルコリン受容体）、ET-R（エンドセリン受容体）、Ado-R（アデノシン受容体）、Ado（アデノシン）、ecto-5'-N、（アデノシン産生酵素 ecto-5'-nucleotidase）、DG（ジアシルグリセロール）、PKC（protein kinase C）、TK（tyrosin kinase、チロシンキナーゼ）、MAPK（MAP kinase、マップキナーゼ）、K⁺ATP channel（ATP 感受性 K⁺チャネル）

(Sanada S, et al. Int J Cardiol. 2004; 97: 263-76 [134] /
Kitakaze M, et al. Basic Res Cardiol. 1996; 91: 23-6 [135])

とすると、われわれのウサギの系ではAMP-CPにて虚血プレコンディショニングによる心筋梗塞サイズ縮小効果は消失したのです[129]。実は、反対のデータを出したグループの先生方とは、私、仲良しで、彼らのデータも見せていただきましたが、われわれのデータとの離齬は、ecto-5'-nucleotidase阻害薬の量の問題、麻酔などの実験条件によるものと思います。このように反論の論文が出てきたときは、自分たちのところでも確認して何が正しいかきっちりと押さえていくことが大切です。

（ここでの教訓：基礎研究の方法論13：基礎研究では、自分たちと異なるデータが出てくることがある。その際はそのデータに十分向き合うことが大切。）

その後の研究により、ecto-5'-nucleotidaseの遺伝子欠失マウスでは、虚血プレコンディショニングによる心筋梗塞サイズ縮小効果は消失することから[130]、虚血プレコンディショニングによる心筋梗塞サイズ縮小効果に何らかの形でecto-5'-nucleotidaseが関与することは間違いないことがわかります。

さらにその後も、この分野での証拠固めを進めました。その結果、虚血プレコンディショニングによるecto-5'-nucleotidaseの関与は、①不可逆的心筋障害のみならず可逆的心筋虚血に対しても虚血減弱効果があること[131]、②高脂血症にて、虚血プレコンディショニングによる心筋梗塞サイズ縮小効果は減弱し、その作用は、HMG-CoA還元酵素阻害薬にて改善するのですが、その方向が膜型5'-nucleotidaseの活性と呼応していること[132]、③心臓外科麻酔薬イソフルレンにて心筋保護効果が発揮されますが、その効果にecto-5'-nucleotidaseの活性化が随伴していること[133]などが、明らかになりました。これらの経緯は、私たちの書いた総説に詳しく書かれています[134, 135] 図4-30 。最近は、ミトコンドリアの関与やアポトーシスの関与が詳しく報告されていますが、私たちはアデノシンからみた虚血プレコンディショニングにフォーカスを当てていましたので、ミトコンドリアへの方向性は、追わないことに決めました。なぜなら、私のグループではミトコンドリアの研究はほとんどしておらず、先行しているグループに勝てるはずがないと踏んだからで

さあ、医学研究をはじめよう！

す。研究しても成果が期待できない領域には踏み込まないことも大切です。
（ここでの教訓：基礎研究の方法論 14：基礎研究では、自分たちのデータを多方面から虚心坦懐に検討することが大切。思い上がってはいけない。）

4-4　アデノシン—虚血プレコンディショニングからその次へ

　さらに、心筋保護の研究を進めていきます。1 つは、当然アデノシン研究をさらに進めることを考えます。もう 1 つの方向性は、アデノシン以外の心保護物質の検討です。というのも、生体が心筋保護をアデノシンだけに任せているとは思わないからです。そのころ、いわゆる Second Window（Late Phase）虚血プレコンディショニングの分子機序として、NOS の活性化が有力視されるようになりました[136]。NO は、アデノシン同様、サイクリック GMP を介した陰性変力作用・血管弛緩作用・血小板凝集抑制作用や、濃度によっては炎症性サイトカインの産生を抑制する作用もあり、心筋保護の final effector の 1 つの大きな候補であることから、NO の研究を始めることにしました。

　この当時、私の研究グループは 10 人ぐらいとなっており、アデノシンだけで、みんなが一流の研究をできるとは考えにくかったからです。もう 1 つは、当時の阪大の生理学教室の小坂先生が NO の最終代謝産物である NOx（NO^{2-} ＋NO^{3-}）の測定方法を開発され、私たちに共同研究の申し出をいただいていたからです。

　まず型通り、イヌを用いて、心筋虚血を引き起こすと冠静脈血中 NOx レベルが上昇し、この時 NO 合成酵素阻害薬にて、冠静脈血中 NOx レベルが低下し、冠血流量が低下してさらに心筋虚血が強くなることを、明らかにしました[137]。さらに、この NO は心筋代謝を抑えることにより、虚血時の嫌気性代謝を改善することも見出しました[138]。さらにこの現象がヒトの心筋虚血でも認められることを確認しました[139, 140]。これらの研究は、大学院生だった南野哲男先生が精力的に行いました。

108　　　JCOPY 498-04872

Ⅱ　基礎研究編

　次に NO 産生のメカニズムです。NO は主に血管内皮細胞から産生されますが、心筋代謝を NO が改善するということから、もしかすると心筋細胞も NO を産生しているかもしれないと考え、心筋細胞での NO 産生も見てみました。驚くことに心筋細胞を低酸素化すると心筋細胞からもたくさんの NO が産生されること[141]、その虚血心筋からの NO 産生にはアシドーシス[142] とカテコラミン[143, 144] が関与することも見出しました。

　次に病態との関係です。心房細動[145]、無症候性脳梗塞[146]、生活習慣病[81, 147, 148]、心臓リモデリング[149-152]、心不全[153]、閉経などの女性ホルモン低下[154, 155] が NO と関与することを明らかにしました。さらに薬物や食品との関係です。ACE 阻害薬[156-158]、アンジオテンシン受容体遮断薬[159]、β 遮断薬のセリプロロール[160, 161]、Ca 拮抗薬[87, 162-167]、ATP 製剤[168]、カルペリチド[169]、セロトニン遮断薬[170]、ラクトポリペプチド[171, 172]、ビネガー[173] などが NO を介した作用を一部持つことが示されました。何か 1 つの事実を見出すとそれを横展開するという手法です。これにより、その分野の全ての現象を明らかにすることが可能となります。これらに対しては、野出孝一先生（現佐賀大学医学部教授）の貢献が大変大きいです。野出先生は大変努力家で、私が大学病院で当直明け 7 時ぐらいに研究室に戻ってきますと、彼が机の上のコンピューターの前でうつぶせに寝ているという場面によく遭遇しました。

　最後に NO とアデノシンの連関です。アデノシンは NO を増やすか、それとも減らすか？　大変興味ある問題ですよね。アデノシンが NO をあげることは知られていますが[174]、逆はどうか調べてみますと、NO がなくなると代償的にアデノシンが増えることがわかります[81, 82, 140] 図 4-31 。つまり、生活習慣病などで NO が減るとアデノシンが増えて NO を元に戻そうとするメカニズムが働くこと 図 4-32 、逆に虚血などでアデノシンがふえると NO が増えてアデノシンが減る方向に収束するというメカニズムが作動するというわけです 図 4-33 。よくできていますよね。野出先生は、グループの扇田先生（現滋賀医大教授）を仲間に引き込んで、NO に関係した仕事のみならず、EDHF（endothelial dependent hyperpolarization factor：血管内非依存性過分極因子）の研究でも成果を上げてくれました。血管内皮細胞から産生される新たな弛緩

さあ、医学研究をはじめよう！

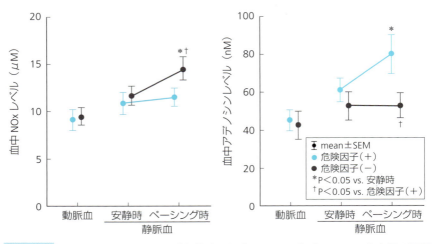

図 4-31　ヒトにおけるペーシング負荷時の心臓からのアデノシン・NO 産生量の検討
高血圧などの冠動脈疾患のリスクファクターがなければ、ペーシング負荷により心臓 NO 産生が増え、アデノシン産生の増加は軽微であるが、冠動脈疾患のリスクファクターがあれば、ペーシング負荷により心臓 NO 産生が増えないため、代償的にアデノシン産生が大きく増加する。

(Node K, et al. J Am Coll Cardiol. 1998; 32: 63-8[140])

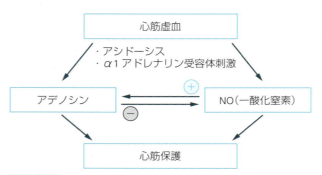

図 4-32　心筋虚血におけるアデノシンと NO を介した心血管保護効果とアデノシン・NO の相互制御関係

物質として注目を集めている物質です。
　でも、みてください。ここまでで、どれだけの論文を書いたか？　自分の城を 1 つ築くだけでどれだけ大変な労力が必要であるか？　研究は忍耐も大変

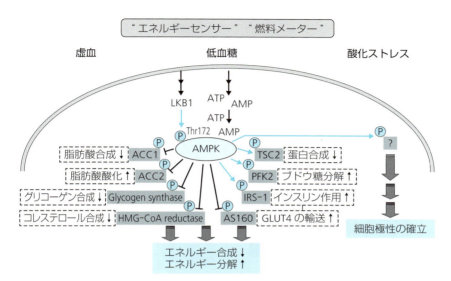

ACC: Acetyl CoA Carboxylase　　IRS: Insulin Receptor Substrate-1
AS160: AKT substrate of 160KDa　　PFK2: Phosphofluctokinase-2
TSC: Tuberous sclerosis complex

図 4-33　AMPK（AMP-activated protein kinase）とは
AMP-activated proptein kinase（以下 AMPK）はエネルギーセンサー、燃料メーターとよばれるセリン、スレオニン蛋白リン酸化酵素である。細胞外の虚血、低血糖、酸化ストレスといった刺激によって、細胞内においては、AMPK の上流リン酸化酵素である LKB1 が活性化されて AMPK をリン酸化したり、AMP 濃度が上昇することで AMPK と結合する AMP の量が増加してアロステリックに AMPK を活性化する。これによりこのような基質を直接リン酸化することで、エネルギー合成を抑制し、エネルギー分解を亢進して、ストレスに応答している。近年、LKB1 や AMPK は細胞の極性に関与することが報告されているが、その直接の基質ははっきりしていなかった。

大切です。このアデノシン、NO 関連の仕事は、駒村和雄先生、南野哲男先生、野出孝一先生、高島成二先生、浅沼博司先生、真田昌嗣先生、扇田久和先生たちの仕事です。思えば、みんな偉くなりました。

（ここでの教訓：基礎研究の方法論 15：基礎研究では、地道な努力と忍耐です。）

では最初に書いたアデノシン研究の次は何か、という点が大切です。アデノ

さあ、医学研究をはじめよう！

シンの仕事が一段落し始めていた 2010 年前後に、私のグループに入ってきた中野敦先生（現 GSK 勤務）に次のことをお願いしました。「アデノシンは、AMP が代謝されて産生されて生体保護的に作用するんだよな。でも、その前にもう 1 つブレーキになるものがあるべきだよね。最近、AMP-activated proptein kinase（AMP kinase）が注目されているのは知っているだろ。AMP kinase 活性をアデノシンが制御していたら面白いよな。一度、確かめてみてくれない？ それとね、AMP kinase の下流もよく知られていないのだよね。AMP kinase が何をリン酸化しているのか、一度調べてみてくれない？」とお

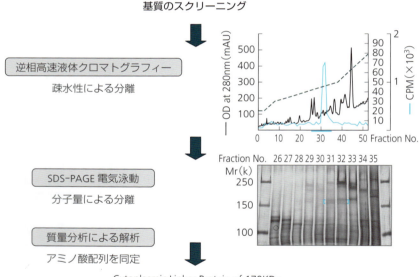

図 4-34　**AMPK の基質のスクリーニング方法**
マウスの心臓をすりつぶした後に、陽イオンクロマトグラフィーを用いて電荷による分離を行った後に、AMPK によって ^{32}P を用いて基質を標識する。これによる放射線活性を指標に、さらに逆送高速液体クロマトグラフィーを用いて疎水性による分離を行った後に、SDS-PAGE 電気泳動を用いて分子量による分離を行い、質量分析による解析によってアミノ酸を同定する。その結果、この基質は Cytoplasmic Linker Protein of 170 Kda、CLIP-170 と判明した。
(Nakano A, et al. Nature Cell Biol. 2010; 12: 583-90[175])

願いしました。
　中野先生は大変まじめで凝り性な性格なので、両方の仕事を一生懸命やりました。残念ながらkinaseとアデノシンとの関係は否定されてしまいました。「でも、先生、AMP kinaseはエネルギーセンサーです。燃料メーターとよばれるセリン、スレオニン蛋白リン酸化酵素で 細胞外の虚血、低血糖、酸化ストレスといった刺激によってAMP kinaseは活性化されます。細胞内においては、AMP kinaseの上流リン酸化酵素であるLKB1が活性化されてAMP kinaseをリン酸化します。また、AMP濃度が上昇することでAMP kinaseと

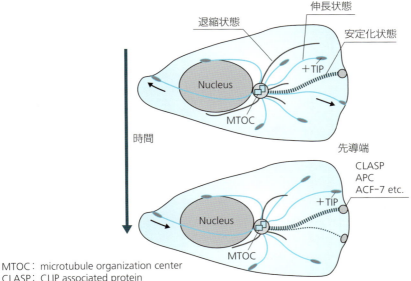

MTOC：microtubule organization center
CLASP：CLIP associated protein
APC：adenomatous polyposis coli
ACF-7：actin-crosslinking family-7

図 4-35　CLIP-170 とは
CLIP-170は微小管の伸長端に結合して、その重合に関わる蛋白質である。遊走している極性を持った細胞を例にとってみてみると、細胞核の先導端側には微小管形成中心が配向され、ここを中心として微小管は放射状に細胞膜方向に存在する。CLIP-170は伸長している微小管の遠位端にコメット状に局在するが、退縮状態の微小管には結合しない。

さあ、医学研究をはじめよう！

結合する AMP の量が増加してアロステリックに AMP kinase を活性化します。これによりこのような基質を直接リン酸化することで、エネルギー合成を抑制し、エネルギー分解を亢進して、ストレスに応答しています。近年、AMPK は細胞の極性に関与することが報告されていますが、その直接の基質ははっきりしていていないのでこれを研究します 図4-34 」とのこと。よくわからなかったのですが、中野先生の言うことなら信じてみようと思い、AMP kinase の研究を継続してもらいました。

　まず、基質のスクリーニングに入ります。中野先生への指導は、高島先生が当たります。マウスの心臓をホモジネートして陽イオンクロマトグラフィーにより電荷で分けて、AMP kinase によって ^{32}P を用いて基質を標識します。こ

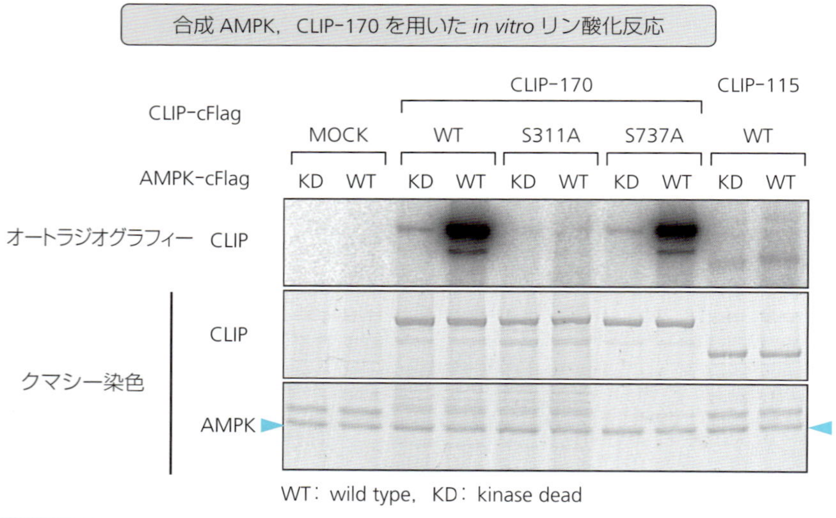

合成 AMPK，CLIP-170 を用いた in vitro リン酸化反応

WT: wild type, KD: kinase dead

図4-36　**AMP kinase による CLIP-170 のリン酸化部位の決定**
AMP kinase が実際に CLIP-170 をリン酸化するか否か、合成 AMP kinase、CLIP-170 を用いた in vitro リン酸化反応を行い検討した。CLIP-170 は wild-type AMP kinase によってリン酸化されるが、活性のない kinase dead AMP kinase ではリン酸化されない。さらに、CLIP-170 のセリン 311 をアラニンに置換した変異 CLIP-170 は wild-type AMP kinase によってリン酸化を受けないことから、AMP kinase は CLIP-170 のセリン 311 をリン酸化することが示された。

(Nakano A, et al. Nature Cell Biol. 2010; 12: 583-90 [175])

れによる放射線活性を指標に、さらに逆相高速液体クロマトグラフィーを用いて疎水性による分離を行った後に、SDS-PAGE 電気泳動を用いて分子量による分離を行い、質量分析による解析によってアミノ酸を同定しました。その結果、この基質は Cytoplasmic Linker Protein of 170 Kda、CLIP-170 と判明しました 図 4-35, 36 。CLIP-170 は微小管の伸長端に結合して、その重合に関わる蛋白質です。

そこで次いで、AMP kinase が実際に CLIP-170 をリン酸化するか否か、合成 AMP kinase、CLIP-170 を用いた in vitro リン酸化反応を行い検討しました。CLIP-170 は wild-type AMPK によってリン酸化されますが、活性のない kinase-dead AMP kinase ではリン酸化されません。kinase-dead AMP kinase とは、活性中心部分に変異を生じさせて、kinase-dead AMP kinase としての働きをできなくしたものです。さらに、CLIP-170 のセリン 311 をアラニンに置換した変異 CLIP-170 は wild-type AMP kinase によってリン酸化を受けないこと

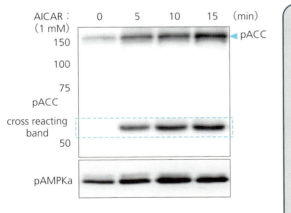
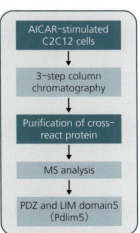

ACC: acetyl-CoA carboxylase (classic substrate of AMPK)
AICAR: analog of adenosine, stimulate AMPK phosphorylation by AMP mimic

図 4-37　Pdlim5 の発見
AICAR（アイカリボサイド）にて C2C12 細胞を刺激し、AMPK の基質として知られている ACC のリン酸化抗体と交互作用を示す蛋白をスクリーニングして、得られた蛋白を Pdlim5 と名付けた。
(Yan Y, et al. Nat Commun. 2015; 6: 6137 [176])

さあ、医学研究をはじめよう！

から、kinase dead AMP kinase は CLIP-170 のセリン 311 をリン酸化すること
が示されました 図 4-37 。さらに、CLIP-170 の動態を調べるために、EGFP
結合 CLIP-170 が恒常的に発現している生きた Vero 細胞を用いて、検討しま
した。上段 DMSO コントロールと比較して、AMP kinase 抑制薬の
Compound C を細胞に負荷すると約 2 分頃から、CLIP-170 が過度に集積して
きて、コメットの移動スピードが減少していました。これを定量するために、
任意の線上を通過するコメットの蛍光強度を測定しました Compound C の投
与前後にて、同一の細胞内におけるコメットの蛍光強度を見てみますと、
Compound C の投与によって明らかにコメットの蛍光強度が増加してその長さ
が長くなっていることがわかります。このことから、CLIP-170 のリン酸化が
減少すると、微小管遠位端に局在する CLIP-170 は過度に集積し、解離が阻害
されることがわかりました。つまり、AMP kinase は CLIP-170 を介して微小
管の伸長を制御することにより、細胞の形態を調整していることがわかったわ
けです[175]。

　AMP kinase は細胞内のエネルギー状態を調整するだけでなく、細胞の形態
を変化させて細胞の恒常性を保とうとするということが明らかになりました。
これ、面白いですよね。細胞のエネルギー状態が悪くなると、細胞が形を変え
て、より条件のいいところに場所を変えようとするのですが、そのメカニズム
に AMP kinase-CLIP-170- 微小管の伸長が関与していることが示されたわけで
すから。人間の行動自身もこのような、細胞内の状態の変化により規定されて
いるのかもしれませんね。飢餓になると、食べ物がある場所に敏感になるのも
AMP kinase が関係しているかもしれませんよ。

　さらに、中国から留学してきていた燕君は、クロスリンカーとして AMP
kinase の基質として知られている acetyl-CoA carboxylase 抗体を用い、AMP
kinase のあらたな基質を探しに行きました。これは塚本蔵先生（現　大阪大学
医学研究科助教）の指導です。その結果、PDZ and LIM domain5（Pdlim5）
に行きつくことができました 図 4-37 。Pdlim5 は、筋肉に多く含まれており、
α- アクチニンと会合し、そのノックアウト動物は、拡張型心筋症になること
が知られています。さらに、この Pdlim5 のセリン 177 がリン酸化されること、

そのリン酸化に応じて lamelliapodia, stress fiber の再構成が生じそれにより細胞接着が制御させていることがわかります。これにより、細胞の遊走が変化することがわかりました[176]。

　このようなオーソドックスな方法論で、AMP kinase の新しい基質を見出すことができたのは、大変ラッキーだったと思います。というのも、AMP kinase は代謝の研究者が主に研究しており、私ども循環器系の研究者はあまり研究していなかっつたことが、ラッキーだった要因といえましょう。もう一点、この研究の直接の指導は私の後輩たちがやってくれたという点が特にうれしい点です。

（ここでの教訓：基礎研究の方法論 16：基礎研究では、人がやっていなくて大事だと思われるものを見つけだす嗅覚が大切。）

5

Ⅱ　基礎研究編

新しい研究手法―網羅的解析

　今現在、新しいものを見つけ出すためには、われわれのグループを含めて多くのラボで、DNPマイクロアレーを用いてその探索をしているものと思います。例えば、心筋細胞を低酸素にしたときにその遺伝子発現が低下するもの、上昇するもの、プレコンディショニングのように上昇してそのあと低下する二相性の変化をするものなど、いろいろな枠組みでスクリーニングします。遺伝子発現が二相性の変化するものとして得られたものの中にGoS2という蛋白があります。これはミトコンドリアの酸化的リン酸化の調節因子であることがわかります[177]。

　でも、このDNAアレーをその開発初期に用いたラボは少なくとも循環器領域では私たちが初めてだろうと思います。2000年になるかならない頃、朝倉正紀先生がおずおずと私のところにきて、今DNAアレーのパンフレットをみせながら、「先生、これ、すごいんです。すべての遺伝子発現を、一度に見ることができるのです。ただ、ひとつ問題があります。1枚のプレートが100万円なのです。臨床のヒト心不全心筋を10人ぐらいからいただいてくれば、きっと面白い蛋白が釣れてきますよ」というのです。DNPアレーのプレートだけで1,000万円かかります。高級車が購入できる金額です。それ以外の実験のランニングコストを考えると、2,000万円のプロジェクトです。でも、私即座にOKしました。新しいブレークスルーのように思えたからです[178, 179]。研究費は後から稼げばいいや、と思いました。先行投資です。大学には、委任経理金というシステムがあり、寄付により集めた使用目的の限定されない研究費です。これを使うことにいたしました。

Ⅱ　基礎研究編

（ここでの教訓：基礎研究の方法論 17：基礎研究では、ある程度ばくち
です。研究もばくちと同じで、お金は後からついてきます。ばくちは違
法ですが、研究は合法です。）

　実際、この一連の研究で、国からの科学研究費補助金として、いままでに多
くの研究費を頂いています。この研究をしていなかったらもらえていなかった
研究費ですので、借金覚悟で始めてよかったと思っています。研究費は、成果
が上がれば、どうにかなるものです。でも、いまこの本を読んでいるあなたが、
もし朝倉先生の立場なら、ぜひ自分の上司に相談してください。
　で、具体的にどのようなことをしたのか？　朝倉先生と私は、DNA マイク
ロアレー解析による不全心筋による遺伝子発現解析を行い、そのデータを臨床
データと突合することにより、心不全関連遺伝子を見つけようとしました[180]。
これは葉山ハートセンター　磯村正先生（当時）との共同研究でした。

表 5-1　重症心不全患者の背景

	Age	Gen	Diagnosis	Ope	LAD	LVDd	EF	MR	ANP	BNP
1001	53	M	ICM	Batista	31mm	88mm	24%	Ⅳ	25	90
1002	45	M	DCM	Batista	63mm	81mm	39%	Ⅳ	85	217
1004	72	M	DCM	Batista	52mm	71mm	14%	Ⅲ	86	201
1006	58	F	ICM	Dor	44mm	76mm	24%	Ⅰ	—	—
1007	57	M	HCM	Dor	54mm	52mm	44%	Ⅲ	20	80
1009	69	M	DCM	Batista	49mm	86mm	15%	Ⅳ	100	465
1012	40	M	AR	Dor	44mm	76mm	38%	Ⅰ	39	200
1013	75	M	ICM	Dor	28mm	48mm	35%	Ⅱ	37	150
1015	32	M	DCM	Batista	54mm	81mm	26%	Ⅳ	170	403
1016	51	F	Myocarditis	Dor	26mm	68mm	35%	Ⅳ	70	196
1017	54	M	ICM	Dor	47mm	64mm	27%	Ⅰ	84	302
1018	58	M	Myocarditis	Dor	48mm	77mm	18%	Ⅲ	800	2710

(Seguchi O, et al. J Clin Invest. 2007; 117: 2812–24[180])

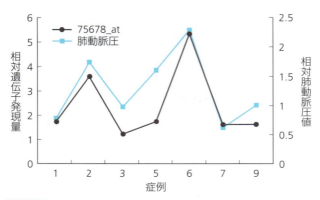

図5-1 心筋サンプルを頂戴した心不全症例の臨床プロファイル
(Seguchi O, et al. J Clin Invest. 2007; 117: 2812-24 [180])

表5-1 は、磯村先生から頂いた心筋サンプルを頂戴した患者さんの、臨床プロファイルです。これらの患者さんからいただいた心筋で、すべての遺伝子発現を検討しました。すると、3倍以上に遺伝子発現レベルが上昇する遺伝子が、解析遺伝子数の3％程度であり、逆に3分の1以下に減少する遺伝子が1％程度、また、2倍以上もしくは2分の1以下に遺伝子発現レベルが変化した遺伝子数は約10％程度でした。

　この事実を知った上で、これらのヒト不全心筋の遺伝子発現プロファイルからの心不全関連遺伝子の絞り込みをします。それには、臨床家ならではの方法論として、臨床データとの相関を利用して、解析を行いました。不全心筋を得られる前に測定された肺動脈圧、左室駆出率、BNPレベルと相関して遺伝子発現レベルが変化する遺伝子を抽出しています。たとえば、肺動脈圧値と相関もしくは逆相関する遺伝子として227個の遺伝子が抽出されています。同様に左室駆出率、BNPレベルに関しても同様にして抽出して解析を進めており、こうして得られた心不全関連遺伝子リストの中には、従来の心不全治療薬のターゲットである遺伝子も数多く含まれていることがわかっています。たとえば、β_1 adrenergic receptor、aldosterone receptor、PDE4 の遺伝子発現は、肺動脈圧と強い相関を示し、endothelin converting enzyme は左室駆出率と、

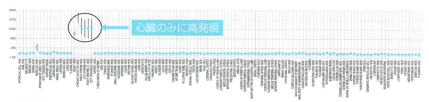

図 5-2 　心不全患者の肺動脈圧とよい相関を示し発現誘導される心筋特異的遺伝子を同定（Seguchi O, et al. J Clin Invest. 2007; 117: 2812-24[180]）

　endothelin receptor A は BNP レベルと強い相関を示すことが明らかとなっています。現在、こうして得られた臨床データと相関する心不全関連遺伝子をさらに絞り込み、5 つの候補遺伝子に関して、遺伝子改変動物および心筋培養実験などを用いて心血管系における機能解析を行っています。

　この候補遺伝子の中に、とくに心不全患者の肺動脈圧とよい相関を示し発現誘導される心筋特異的遺伝子を同定しました 図 5-2 [180]。しかもこの遺伝子は心臓にしか発現していないことが明らかとなりました 図 5-3 。アノテーション（遺伝子名をつけること）はついていませんでしたので、これがまずどのようなものであるのかというところから解析に入りました。その一次構造を調べてみると、キナーゼドメインを持つことから、何かのリン酸化酵素であることがわかります。そこでその基質を同定したところ心臓型ミオシン軽鎖であることから、このキナーゼは未知のミオシン軽鎖キナーゼであることがわかりました。そこでこのキナーゼを心筋型ミオシン軽鎖キナーゼ（cardiac myosin light chain kinase：cardiac MLCK）と命名しました。その発現は、きわめて心臓特異的でした 図 5-3 。つまり心臓にしか発現していないため、この MLCK は心臓で特に重要な作用をしていると考えました。そこでミオシン軽鎖のリン酸化とサルコメア構造との相関の検討に入ります。ここの生化学的検討は、朝倉先生が海外留学していたので不在となったため、大学院生の瀬口理先生（現国立循環器病研究センター医長）が行います。

　ラット培養心筋細胞は、血清を含まない培養条件におくと拍動を停止し、サルコメア構造が消失することがわかっています。この際、心臓型ミオシン軽鎖のリン酸化レベルは、血清の除去によりサルコメア構造の消失とともに低下す

さあ、医学研究をはじめよう！

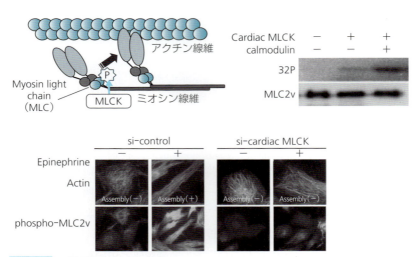

図5-3 当該遺伝子の発現形式
心臓にしか発現していないことがわかる。また、myosin light chain 2v リン酸化酵素であることが判明。　　　(Seguchi O, et al. J Clin Invest. 2007; 117: 2812-24[180])

ることがわかりました。そこにカテコラミンなどの細胞内 Ca^{2+} レベルを上昇させる薬剤を添加すると、サルコメア構造の再構築が起こるとともにミオシン軽鎖のリン酸化度が増加すること、このサルコメア構造構築は心筋型ミオシン軽鎖キナーゼを siRNA により発現抑制すると障害される 図5-3 ことから、細胞内の Ca^{2+} 増加―Ca カルモジュリンキナーゼである心筋型ミオシン軽鎖キナーゼの活性化―ミオシン軽鎖のリン酸化という一連のシグナルが、何らかの分子機構を介してサルコメア構造構築に必須であることが示唆されたわけです。

さらに、発現抑制により生体内で如何なる変化が生じるかという解析は、山崎 悟先生（現 国立循環器病研究センター室長）を中心に、ゼブラフィッシュを用いて行いました。ゼブラフィッシュは、ヒト、マウスと同様に、心筋型、骨格筋型、平滑筋型の3種のサブタイプが存在し、周辺の遺伝子座の共通性や、それぞれのサブタイプでの種間の保存性の高さからそれぞれのオルソローグと考えられます。事実、ゼブラフィッシュの心筋型ミオシン軽鎖キナーゼは、

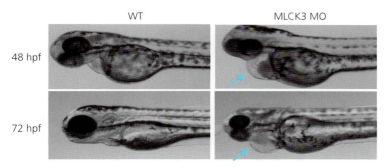

図 5-4　ゼブラフィッシュによる解析
ゼブラフィッシュにおける心筋型ミオシン軽鎖キナーゼアンチセンスモルフォリノにより心臓型ミオシン軽鎖キナーゼの発現抑制。心臓の拡大、心収縮性の低下からほぼ 72 時間で血液循環が停止し致死する。
(Seguchi O, et al. J Clin Invest. 2007; 117: 2812-24[180])

　発生初期から心臓原基および心筋のみに限局して発現がみられますが、アンチセンスモルフォリノにより心臓型ミオシン軽鎖キナーゼを発現抑制させると、心臓の拡大、心収縮性の低下からほぼ 72 時間で血液循環が停止し致死となります 図 5-4 。この時、心筋組織所見では、顕著なサルコメア構造構築の異常が見られることから、ゼブラフィッシュのミオシン軽鎖自体の欠損変異体との相同性から、ミオシン軽鎖は、そのリン酸化が特にその機能に重要であることが示唆されたわけです。さらに、これらの表現型は、骨格筋型ミオシン軽鎖キナーゼの欠損マウスの表現型に比べて非常に重篤です。またミオシン軽鎖キナーゼの心筋の収縮性に与える影響に関しても発生初期に重篤な心筋自体の構造異常をきたしたためこの系で解析することはできていません。現在心筋型ミオシン軽鎖キナーゼの欠損マウスを作成中であり、これが完成すれば収縮性への影響も検討可能になると期待されるわけです。

　また、ミオシン軽鎖キナーゼが、どの過程でサルコメア構造の構築に関与するかは不明です。発生初期の心筋構造構築の検討では、まず主にアクチンを含む Z バンドを中心とする構造が形成され、そこには胎児型の収縮力に乏しいミオシンが存在し、発生がすすむと収縮性をもったミオシンが胎児性のミオシンと置き換わり、アクチンと相互作用して収縮装置を形成する過程が観察され

さあ、医学研究をはじめよう！

ます。この過程は、ミオシン軽鎖キナーゼ阻害薬で抑制されることから[181]、サルコメア構造の枠組みにミオシンが定着する過程にミオシン軽鎖のリン酸化が重要な働きをしていることが示唆されています。

　このように、この研究は、心筋細胞の発生にとって重要であることがわかりますが、なにより心不全の病態と密接にリンクしていることから、臨床的重要性も強く示唆されます。多くは言えませんが、私どもさらにこの MLCK のインパクトを訴求するべく、さらに大きな公的資金を頂いて translational research に邁進しているところです。臨床研究のところで再度触れたいと思います。

Ⅱ　基礎研究編

基礎研究の定石

　ここまで、①研究の目的はなにか、つまり何を明らかにしたいのか、について私の場合を例として聞いていただきました。でも、この一連の話の中でほとんどすべていかに研究をするのか、①〜⑩のすべてを盛り込んだように思います。再度、特に強調したい点、言い忘れた点を述べてみたいと思います。

6-1　研究の目的はなにか、つまり何を明らかにしたいのか

　これは、これまで述べてきたようにとくに大事です。もしあなたが、今初めて基礎研究をしようとしている方なら、目的はクリアーでなくてもいいと思います。1人で研究することはないので仲間、上司が周りにいますので、周りの方がどのような仕事をしているのか、じっと観察することです。最初は、一番下っ端ですから、下働きでいろいろ手伝いをすることになります。その中で先輩の先生方は何をやろうとしているのか、批判的に観察することです。「そんな仕事のどこがおもしろいの？」「そんなアイデアありえないだろ」「臨床的に意味がないよな」と思いながらとりあえず手伝うことです。でも、決してそれを口に出して言ってはいけません。その瞬間、その言ったことが事実でも、人間関係が悪くなります。研究の大きな評価系は、学術的業績と豊かな人間関係の形成であると思っています。これがあたかもアデノシンとNOのように相補的に高めあっていくのです。

　もしあなたがグループのヘッド、もしくは新たにラボを作りつつある方なら、よほど真剣に研究の目的を考えなくてはいけません。それはあなたがいか

に生きるか、を問われているようなものです。24時間の半分以上を研究に割いているわけですからあなた自身の人生観を持つのと同様に、研究観を持つべきなのです。では、何のために医学研究するのか？　答えは2つです。1つはいい医療の実現のために、もう1つは医学という学問が一歩前に進むために、です。前者なら臨床の現場からのヒントをもとに、後者なら医学ではなく生物学の問題意識から医学を俯瞰するべきだろうと思います。

　前者においては、医療の実学的要素から、臨床現場から端を発する必要があるということです。というのも、医療現場がなければ研究も何もないからです。私は、臨床現場・臨床現場で生じていることにヒントを得て、そこから基礎医学でその事象の確からしさを証明し、その成果を臨床の場で展開をするのがベストな医学・医療における科学研究戦略ではないかと思います。

　ヒト不全心筋サンプルバンクを構築して、DNAマイクロアレーを用いた解析を行い、生命情報データを用いた生命医学の仮説の構築を目指しました。すべての遺伝子を検索することにより、臨床での不全心筋で生じていることの全容を遺伝子発現のレベルでつまびらかにして、そのデータから基礎研究を行いました。その結果、HB-EGFが心肥大・心拡大・心不全と関連すること[13] や、新規心不全関連遺伝子心筋型ミオシン軽鎖キナーゼを見出してきました[180]。また、アデノシンが心不全と関連することから、そのヒントとしてAMP kinaseにターゲットを絞り、AMP kinaseの基質として微小管関連蛋白CLIP170を同定し、その機能解析を微小管と関連づけて行ってきました[175]。

　これらの心不全における心筋型ミオシン軽鎖キナーゼ、AMP kinase、CLIP170は、これまで全く報告されていなかったもので、この成果を臨床医学でその重要性を検証しつつあります。つまり、すべての病態を構成する臓器のゲノムの情報から、どのようなことがその臓器で生じているかを、全ゲノムの観点から網羅的に解析し、基礎医学の手法を駆使して解析し、そしてその情報を利用して、医療に還元しようというスタイルです。臨床現場のヒントやサンプルから、基礎研究でそれらの効果を確認して、それを再度、臨床の場で確認します。つまり、臨床の病態を網羅的に解析して、その得られた結果から基礎医学に持ち帰り、それをさらに臨床に戻す、このような"臨床現場と基礎研

究の往還"との概念こそが新たな医学を作りうるのではないかと思っています。

　後者の生物学から展開された医学研究は、受け身ではいけません。というのも基礎医学は、生物学の1つの派でしかないのですが、その生物学の成果をそのまま基礎医学研究にもってくるという「銅鉄主義」ではいけません。「銅鉄主義」とは、銅で証明されたことを鉄で証明することで、腎臓の細胞で言われていることを心筋細胞で証明することです。一応論文にはなりますが、そのような実りの少ないことに対する努力は、誰かがやればいいことで、それは、この本を読んでいるあなたがするべきことではありません。医学は、生物学では出てこなかったヒト独特な事実を見出すこと、ヒト研究から発信して生物学を塗り替えるようなことをするべきです。

　もしあなたが大きな集団のトップやナンバー2、3なら、若い方の邪魔をしないことが大切です。もし若い方が悩んでいたらその悩みをこれまでのあなたの経験から解決してあげることです。

6-2　どのような特殊な方法論・実験系を持っているのか

　人より抜きん出た研究をするためには、ほかの施設にはない実験方法を有していることが大切です。もしくは、ほかのラボでは思いつかなかったアイデアを生み出すか、どちらかしかありません。

　私の所属していた心研では、丸ごとの心臓の実験系で実験していました。これをLangendorff（ランゲンドルフ）心標本といいます。このランゲンドルフ灌流心実験法は19世紀末にドイツの生理学者Oscar Langendorffによって開発された実験法で、ラットやウサギから取り出した心臓の大動脈にカニューレを挿入して冠動脈から心臓を灌流する手法であり、実験操作の簡便さと心臓に対する薬物の直接作用を評価できることから薬理学的作用の評価法として長く用いられてきた手法です。この方法論で、マウス、ラット、ウサギ、フェレットの摘出心を用いて実験しているラボはたくさんあります。しかし、小動物の心臓というと数グラムで、その結果が必ずしも人に当てはまらないことは想像に難くないところです。だからといって大動物では実験がしにくい。ランゲン

さあ、医学研究をはじめよう！

ドルフ心標本では、血液で心臓を灌流せずにクリスタロイド灌流液で心臓を灌流するため、生理的とは言いにくいという欠点があります。

　これを克服したのが、われわれが使っていた交差冠灌流イヌ摘出心血管標本です 図3-6 （p.48）。この方法論を大動物であるイヌに応用して実験できるところは、現在はなく、当時でも世界中で数施設しかありませんでした。しかも左室内容積をコンピュータで可変にして人為的に血液駆出や血液流入の量や時相を決定できるというものは世界中でありませんでした。ここから出てきた結果はオリジナリティはともかくすべてノイエスです。新しい実験の方法論を持てば、新しい発見に近くなります。ただ、宝の持ち腐れにならないように、その宝をいつも磨いておくこと、また、その宝をどのような実験に用いるかを、常時考えることが大切です。

　これまでの話にありましたように、私たち、ヤマサ醤油の研究所と共同研究を行い、アデノシンの測定をしました。このアデノシンは、血中に nM オーダーしか存在せず大変微量であるということ、また分解が早いために測定が難しいことから、これも世界で数施設しか血液で測定していませんでした。それまでヤマサ醤油研究所の藤本さんや佐藤さんが検討されてきた血中での測定方法を、私どもが使わせていただけたことが、アデノシン研究の成功の大きな秘密でした。確かに、アデノシンと微小循環障害やアデノシンと交感神経系など新しいアイデアを出したのは私でしたがそもそもアデノシンが測定できないと机上の空論になるわけです。

　DNA マイクロアレーも同じです。今では 1 枚のプレートが 10 万円もしないぐらいなのでどこのラボでも実験できますが、この DNA マイクロアレーが出始めたときは 1 枚 100 万円。10 人分のデータを解析するためには 1,000 万円以上の研究費がいります。しかもヒト心筋サンプルの網羅的解析ですから倫理委員会を通す必要があります。当時は、それは並大抵なことではありませんでした。というのも倫理委員会がそのようなすべての遺伝子発現を検討するというような研究を審査したことがなかったからです。

　ヒトより抜きんでた研究をするためには、特殊な方法論を持つことは大変大切です。もちろん、それは必須ではありませんが、かなり有利に研究を進める

ことができます。

6–3　適切な指導者はいるのか

　研究に限らず、ボクシングもレスリングも含めてすべての分野でいい指導者に恵まれるに越したことはありません。いい指導者とは、その方がその分野に優れていることは勿論ですが、もっと大事なことは、その指導者があなたのことを成長させてくれようとしている気持ちがあるか否かです。得てして指導者は、指導といいながら自分の部下を自分の研究のための小間使いにしてしまいがちなので、そこの見極めが大切です。部下は、「上司のためになるような部下」でないといけないのですが、上司は、「部下のための上司であるべきだろう」と思います。この関係の中で一番大切なことは、「その上司が本当にいい人か」ということでしょうね。「本当はいい人」だけではこまります。そうではなく「本当にいい人」でないと困ります。ただ、最近は上司たるもの、この辺りは、よく理解しております、何か不適切な行いがあると、パワハラで訴えられますから。

　でも、今ついている上司が、仮にいい人でなくても、その方から学問的に学ぶところがあれば、大いに学べばいいし、「本当にいい人」なのだけれど学問的にもう一つであれば、共同研究などで上司以外から新しいテクニックを学べばいいわけです。いい指導者がいないから研究ができないというのは言い訳で、自分からいい指導者を求めていかなくてはいけません。すでにある研究室に入っているとか、医局に入っているとか、ある組織に所属しているときは、そこの上司にお願いして共同研究や国内留学・国外留学などをさせていただき、新しいものを吸収すればいいわけですので、ころころと所属を変えなくてもいいと思います。ただ、あまりにころころ所属をかえると、どこかの大きなポジションを得る時に、評価が悪くなる可能性もありますので、気を付けてください。何か不都合があり、ポジションがころころ変わっているのではないかと勘繰られるからです。でも、ころころとポジションをかえたことに正当な理由が付けばいいですよ。

さあ、医学研究をはじめよう！

6-4　研究資金・研究スペースはあるのか

　研究資金、研究スペースは、基本的には、あなたが所属しているラボのポテンシャルによります。でも、あなた自身は、それを集める努力をする必要があります。もし、あなたが junior resercher だとしても、金銭感覚は持たないといけません。というのもお金がないと研究できません。文部科学省や厚生労働省、AMED の科学研究補助金への応募は勿論のこと、私の領域でいえば日本心臓財団の助成金、各種財団の助成金を応募することは大切です。上司が、その応募をしようとしているときには、積極的にお手伝いを申し出てください。それは、上司におべっかを使うためのものだけではありません。上司から、研究費応募のテクニックを学ぶのです。

　また、あなたが、今からどこかのラボに所属して研究をしようとするなら、そこのラボがどれぐらいの公的資金を獲得しているかネットですぐに調べることができます。公的研究費の獲得は私的な財団からの研究費の獲得とほぼ比例すると思います。

　それ以外に、医学研究であれば製薬メーカーとの共同研究、受託研究により研究資金を獲得することができます。私自身も、たとえば「β 遮断薬で NO やアデノシンが関与する」という研究が成り立つかもしれないという予備実験のデータが得られたら、β 遮断薬を有している製薬メーカーにお声がけして共同研究に持ち込んで研究資金を獲得するということはよく致します。

　また、これとは逆に製薬メーカーの研究開発部から大動物を用いた新薬の前臨床研究を依頼されたりすることがありますが、そのとき引き受けるかどうかは自分の研究の方向性と一致しているか否かが重要な選択のカギになります。自分の研究のスタンスに合わなければ、よほど多額の研究費を出してくれるのなら別ですが、そうでないなら、引き受けるべきではありません。研究者にとって、研究費かせぎのためだけに余分なことをしている暇はありません。自分の研究とベクトルが一致している共同研究なら、基本的に受けるべきです。

　研究スペースは大切です。でも、研究スペースが狭くても、研究資金があれ

130

Ⅱ　基礎研究編

ば「貸しラボ」が大学などにはありますので、研究室を借りることができます。私も長年100平米ぐらいのラボを2つ借りていました。でも、あなたが、大学や研究所に属しているのならば、なるべくラボは大きなスペースがあるに越したことはないので、手をあげて広いスペースを得られるようにしてください。でも、狭くてもイヌ、ブタ、ウシなどの大動物の実験をするのでなければ、優れた実験は十分に可能です。ウシに人工心臓を取り付ける研究をしているラボを見学したことがありますが、大きな部屋に数頭の牛がいるのは圧巻です。

6-5　共同研究者はいるのか

　実験助手は原則不要ですが、いれば大変便利です。アメリカでは、実験助手さんがいて、実験の準備をしてくれて便利でしたが、基本、自分ですべての工程ができるようになってから、実験助手さんに依頼したほうがいいと思います。でも、非常に特殊な能力、たとえばNMRの保守、統計計算などは専門家に依頼したほうがいいと思います。その場合でも、ある程度何をしているかは理解しておいた方がいいと思います。

　共同研究者は、いたほうがいいと思います。共同でしなければいけないことは、とくに研究が大掛かりになってくれば、たくさん出てきます。自分1人でできることは限られています。その場合でも、共同研究者が、どのようなことをしてくれるのかを、理解しておく必要があります。また、共同研究者とのcredit（名誉、と訳すのでしょうか。相手のその研究に対する権利です）も話し合っておく必要があります。論文に誰の名前を掲載するのか、名前の順番はどうするのか、corresponding author はだれにするのか、研究資金はどうするのか、などです。他施設と共同研究をするときは、原則、共同研究契約を締結するべきです。

　少し話はそれますが、論文を書いたときのネーミングは大変大切です。研究者にとっての財産は、論文です。主体になって研究した方が筆頭著者、2番目に名前が来る人は、筆頭著者をサポートしてあげた方です。また、末尾の著者（last author）は、その研究を総括した方で、その論文での最終責任をもちます。

JCOPY 498-04872

131

さあ、医学研究をはじめよう！

また、corresponding author は、その論文に対して問い合わせがあったときに対応可能なかたで、first author、second author、last author のどれかの方がなることが通常です。その間にその研究に協力してくれた方の名前を連ねます。何も研究に関与していない方を論文に名前を載せることは、倫理的に禁じられています。これは、gifted author といわれ、昔はたまにありましたが、いまは禁止です。また、すべての authors は、もしその論文に不具合があればその責任がかかってくるので、そのデータについて熟知しておく必要があります。

6-6　研究計画書はできているのか

臨床研究では、研究計画書は必須ですが、これは、基礎研究でも同じです。予備的検討で、たとえばアデノシン産生がプラゾシンで抑制されそうだということが明らかになれば、どのような実験系で、何回の実験をすれば有意差が出て、そのためにどれだけのコストと時間がかかるのかをまとめておく必要があります。

ただ、臨床研究と違い基礎研究は筋書きのないドラマの部分があるので、そのメカニズムなどすべてを見通して実験計画を立てるのは、無理があります。先ほど述べた探索的研究と検証的研究の違いですね。

たとえば、下記は、私たちの書いた試験計画書です。

研究名称：
HMG-CoA reductase 阻害剤の心肥大および心不全に対する長期効果
〜マウス大動脈縮窄モデルにおける検討〜

【背景】
3-hydroxy-3-methylglutaryl-coenzyme A（HMG-CoA）reductase 阻害剤は、高脂血症治療薬として広く用いられている。これまでに、スタチン系薬剤の、心血管イベント（冠動脈疾患関連死および全死亡率）の抑制効果（2 次予防）や、また、高脂血症を有する非冠動脈疾患患者における心筋梗塞発症率およ

び全死亡率の減少効果（1次予防）が、ヒトや実験動物に関する多くの検討から証明されるに至った。一方、スタチン系薬剤の small G 蛋白質活性抑制作用が、生体内および培養心筋細胞における検討で報告され、心肥大抑制を考える上で、Rho GTPase をターゲットとしたスタチン系薬剤の投与が新たな治療法として期待されるようになった。これまでに行ったわれわれの検討において、スタチンはコレステロール合成を阻害するのみならず、Rho 蛋白の局在や機能に関与するイソプレノイド中間体の合成も阻害することが確認されている。同検討においてはシンバスタチンの Rac1 抑制による抗酸化作用を介した心肥大抑制効果を報告している（JCI. 2001; 108: 1429）。しかしながらこれまでに、心肥大および心臓リモデリングの抑制効果に関して、水溶性 HMG-CoA 還元酵素阻害剤を用いた検討は未だなされておらず、○○スタチンにおける検証を行うことは大変有意義なものであると考えられる。今回われわれは、○○スタチンが心肥大および心臓リモデリングに対して有益な効果を有するという仮説を立て、以下の研究をデザインした。

【研究目的】

　マウス大動脈縮窄モデルにおいて、HMG-CoA 還元酵素阻害剤の心肥大および心不全における効果を検討すること

【方法】

1. 動物種および数：

　マウス系統 C57BL/6、オス、60 匹

2. 大動脈縮窄（TAC）モデル：

・xylazine and ketamine による混合麻酔下に仰臥位のもと、気管内挿管を行い、マウス用人工呼吸器により一回換気量 0.5mL、呼吸数 90 回 / 分にて換気を行う。

・第 2 肋間胸骨左上縁に小切開を加えて胸腔内にアプローチし、大動脈弓部を単離し、7-0 silk 糸および 27G 針を用いて大動脈を直径 0.4mm に縮窄する。また、大動脈縮窄を行わない手術対照マウスも併せて作成する。

さあ、医学研究をはじめよう！

3. 実験群:

① Sham 群、② TAC 群、③ TAC＋○○スタチン（高用量）群、④ TAC＋○○スタチン（低用量）群、⑤ TAC＋シンバスタチン（低用量）群の総計 5 群を作成し、各群マウス 8〜10 匹ずつを割り当てる。

4. 薬剤投与法:

Alzet osmotic pump（model 1002）を皮下に植え込み、2 週間ごとに交換する。または、飲水に溶解混和して投与する。

5. 投与量および期間:

○○スタチン；（高用量）20 mg/kg/day、（低用量）5 mg/kg/day、シンバスタチン；2 mg/kg/day、各 4 週間投与する

6. 観察項目:

心エコー、血行動態、心・体重比、肺・体重比、組織学的検索（心筋細胞肥大、心筋および血管周囲の線維化）cDNA マイクロアレーを用いた遺伝子発現変化の検索

【概算費用】

1. 実験動物　○○○円
2. 実験設備・機器　　○○○円
3. 実験用備品　　○○○円
4. 実験試薬　○○○円
5. 人件費　　○○○円
6. 旅費　　○○○円
7. 測定経費（cDNA マイクロアレイ）○○○円

総計　○○○円

というような試験計画書を作るわけです。どれぐらいのコストがかかるかも、記入してもらいます。

これにより、まず、HMG-CoA 還元酵素阻害剤に、心肥大抑制効果があるのか否かが、明らかになります。実は、私のグループいた野出先生が、アメリ

カとの共同研究で脂溶性のシンバスタチンに心肥大抑制効果があるということを見出していたので[182]、水溶性のスタチンにそのような効果があるのか、もしあったとしたら、圧負荷による心肥大・心不全を改善できるのか、そのメカニズムは何なのか、を検討するものでした。第一段階として、水溶性のスタチンでも、脂溶性のスタチンであるシンバスタチンと同様に心肥大を改善して、心不全を抑制することが明らかになりました。ここで、この研究は成功です。そのあとは、メカニズム研究です。研究は、予想外の方向に進み、このスタチンがERストレスを抑制して心不全を改善するという結果を得ることができ、論文化することができました[183]。これは、中国からの留学生Yulin Liao先生の仕事です（現　中国南方医科大学教授）。これはcDNAマイクロアレーでプラバスタチンが、ERストレスのマーカーを抑制しているというデータを得ることができたために、ERストレスを中心にメカニズムに関する研究を行ったわけです。

6-7　倫理委員会は通しているのか

　多くの施設では、ヒトサンプルを用いるときは倫理委員会にかけなくてはいけませんが、動物実験のみの場合も、皆さん方が属する動物実験審査委員会にかけて、審議していただかないといけません。皆さん方が、ある施設に属しているときは、これらの委員会で必ず了承を得ることが必要です。これを通していない研究は、その施設では行うことができません。また、無断で実験を行うと、実験停止などのペナルティが課せられることがありますので、注意が必要です。また、論文にも、施設の了承があるという一文が必要になります。

　すべての基礎実験は、動物、組織、細胞、遺伝子を使うものであれば、どのような手続きが必要か、動物実験管理施設に問い合わせる必要があります。

　また、他施設から動物を搬入するときも、すべて動物実験管理施設の了承が必要となります。もし、皆さん方のご施設でそのような委員会がないようでしたら、そのような委員会を作ってもらわないといけません。もしそれが無理なら、外部の施設の研究を審査してくれる外部倫理審査委員会や外部動物実験審

さあ、医学研究をはじめよう！

査委員会にかけて、皆さん方の研究に対するお墨付きをもらう必要があります。これは、皆さん方の身を守るうえで、とても大切なことです。

　他施設と共同で実験を行うときも、共同研究契約や受託研究契約を交わしておく必要があります。お互いの施設の契約係などの事務方を通しておく必要があります。施設間での研究費のやり取り、知的財産の分割など、前もって取り決めておいたほうがいいです。

6-8　実験記録を残す準備はできているのか

　すべての動物実験の実験記録、実験データは克明に残しておく必要があります。手書きの実験ノートなら、あとから紙を挟むことができない綴じられた実験ノートを使います。われわれの施設の研究所ではそのような実験ノートが各研究者に配布されています。また、コンピューターにデータを入れるときは、そのデータを誰が入れたか、誰が修正したかがわかるようにしておく（監査証跡といいます）べきです。基本は、実験データは修正できませんが、入力ミスなどがあり得ますので、監査証跡が残るほうがベターです。

　これは、研究者の身を守るために大変大事です。というのも、データねつ造などという嫌疑かかり、施設や論文発行元から生データの提出を求められることがあるからです。これも、皆さん方の身を守るうえで、とても大切なことです。

6-9　実験結果をレビューしてもらえる環境があるか

　われわれのグループでは、週1度、大学院生、研究員の新規のデータをプレゼンする会議をしています。もちろん研究を始めた研究者には mentor（相談役。先輩研究員が若手研究員の指導に当たる場合の先輩研究員のこと）をつけますが、それとは別に皆でおのおのの方のデータの進捗状況を議論します。これはとても大切です。というのも、「人のふり見て我がふり直せ」ではないですが、上司や先輩・同輩の研究員からの意見は、参考になることがとても多い

からです。

　また、自分の研究計画やアイデアを発表すれば、そのアイデアが新規かどうかも判断してもらえます。

6–10　論文を書くだけの英語力があるのか

　英語は、話せないといけませんし、書けないといけません。「私は日本人だから大和魂でいきます」というのは、通用しません。でも、なかなか英会話学校もいけないし、英語を書く練習もできませんよね。その意味では、早めに英語圏に留学することです。海外に留学すればかなりの確率で英語がうまくなります。でも、海外に留学するまで、自分で努力するしかありません。私のグループでは月に2〜3回の勉強会をデータ検討とは別の機会に行っていますが、それは英語で行っており、日本語禁止です。このような勉強会に出るか、もしくは英語で映画やテレビドラマを見ることですね。

　日本人はしゃべるより英語を書く方がまだ得意なので、論文を書くための注意を記してみます。英語の重要性と相反しますが、圧倒的に素晴らしい仕事をすれば、いかに下手な英語で論文を書こうとも、その論文はアクセプトされます。そういう人は、うまい英語は必要ありません。でも、圧倒的に素晴らしい仕事はなかなかできません。そのため、reviewers の論文に対する好印象が大切になります。

　では reviewers がどのような状況で review しているか、考えてみてください。朝、クラッシックの流れる部長室で、コーヒーを飲みながら、ゆったりとした気持ちで、あなたの仕事を十分理解しながら、査読していると思いますか？　違います。臨床での仕事を終え、疲れきって夜8時に部長室に帰ってくると、院長室から呼び出しがあり、急いで院長室に行ってみると、部下のことで文句をいわれ、すごすごと部長室にもどり、腹立ち紛れにメールを見ると、査読依頼があり、こんちくしょうと思いながら査読していることが大半なのです。こんなときに、わけのわからない英語で書かれた論文であれば、即 reject してしまいます。

さあ、医学研究をはじめよう！

6-10-1 ▶ アブストラクト

まず、アブストラクトです。

▶アブストラクトの書き方4カ条─筆者の側面から

1. 提起した疑問・仮説は何か
2. それに応えるべくどのような方法、どのような材料を使って研究したか
3. どんな結果を得られたか
4. その結果からどのような結論が引き出されたか

を書く必要があります。

▶アブストラクトの書き方4カ条─査読者の側面から

1. タイトルが一番大事　（ここでだめなら2に行けない）
2. 目的と結論の整合性（ここでだめなら3に行けない）
3. そのあと、結果を見る（ここでだめなら4に行けない）
4. それで面白ければ、方法論を見る

（ここでだめならいい点数をもらえない）

では、タイトルはどのようにつければいいのでしょうか？

1. アトラクティブに
2. どのような集団に対して、どのようなことをしたかわかるように
3. 結果が分かるように

たとえば、

> The Diagnosis of Underlying Etiology in Heart Failure: Comparison between Cardiac Magnetic Resonance and Endomyocardial Biopsy

ではなく

> Cardiac Magnetic Resonance is Superior to Endomyocardial Biopsy for the Diagnosis of Underlying Etiology in Heart Failure

とか

> Which is Superior for the Diagnosis of Underlying Etiology in Heart Failure, Cardiac Magnetic Resonance or Endomyocardial Biopsy?

とすることにより、結論をタイトルに記述するもしくは、結論はどっちなんだろうという興味を読み手に与えることが大事です。

また、

> Role of Left Ventricular Circumferential Strain in the Prediction of Clinical Outcome in Patients with End-Stage Phase of Hypertrophic Cardio-myopathy

ではなく

> Left Ventricular Circumferential Strain Predicts Clinical Outcome in Patients with End-Stage Phase of Hypertrophic Cardiomyopathy

となるべく、能動態をつかって、力強くみせることが大切です。

6-10-2 ▶ イントロダクション

次にイントロダクションを書きます。

1. アトラクティブに
2. どのような集団に対して、どのようなことをしたかわかるように
3. 結果がわかるように

に書くことが大切です。

> Cardiac magnetic resonance (CMR) is a rapidly emerging noninvasive imaging technique that is increasingly being used for heart failure population. However, a head-to-head comparison of CMR to other modalities with regard to diagnostic performance in heart failure patients has not been investigated. We sought to evaluate the diagnostic accuracy of CMR for heart failure patients compared to endomyocardial biopsy (EMB).

という文に出会いました。これに対するコメントは、

1. 形容詞をたくさんつけて単語を長くしない
2. 流れるように
3. 主語が頭でっかちにならない
4. 魅力的に

さあ、医学研究をはじめよう！

5. 文法には忠実に

で、次のように添削しました。

> Cardiac magnetic resonance（CMR）is a noninvasive imaging technique that is rapidly emerging and increasingly used for the patients with heart failure, however, diagnostic performance of CMR has not been directly compared with other diagnostic modalities. We sought to evaluate the diagnostic impact of CMR for heart failure patients in comparison with endomyocardial biopsy（EMB）.

また、日本語ではやたらに接続詞を使いますが、下記のように文意がつながればこれでも OK です。

> Despite improved outcome with establishment of reperfusion therapy, heart failure and cardiovascular（CV）death remain significant risks after acute myocardial infraction（AMI）. Limiting infarct size may reduce post-AMI risks. We evaluated the effects of nicorandil and ANP on infarct size and subsequent CV outcome.

6-10-3 ▶ メソッド

次いでメソッドです。方法論は

1. 正確に
2. どのような集団に対して、どのようなことをしたかわかるように
3. わかりやすく淡々と

> In 2 independent prospective, single-blind, placebo（PBO）-controlled, randomized studies conducted at 94 hospitals in Japan, subjects undergoing reperfusion therapy after AMI received either nicorandil（0.067mg/kg bolus injection, then 1.67μ g/kg/min 24-hr continuous infusion）or ANP（0.025 μ g/kg/min continuous infusion for 3 days）or matching placebo. Average follow-up was approximately 2.5 yrs. The primary endpoints were infarct size（creatine kinase mass（CKm）estimated by the area under the curve）

140

II 基礎研究編

> and left ventricular ejection fraction (EF) evaluated by left ventriculo-
> graphy. Incidence of CV death, CV event or heart failure was the secondary
> endpoint.

と淡々と何をしたかを記述してください。

　また、

> Fifty patients with ES-HCM (age 56±17 years, EF 28±9%) were
> evaluated. During a median follow-up period of 1.7 years, 14 patients
> experienced a hard endpoint (HE group) and the remaining 36 did not
> (NHE group). The hard endpoint was defined by appropriate defibrillator
> interventions, cardiac arrest, sudden cardiac death or left ventricular assist
> device implantation. At the time of diagnosis, echocardiographic assessment
> was performed (Vivid 7, GE). Left ventricular mass, left atrial volume, EF
> by modified Simpson's methods and wall stress by M-mode were obtained.
> Longitudinal strain (LS) from the 4-and 2-chamber views and circum-
> ferential strain (CS) from the mid-ventricular short-axis view were obtained
> with speckle tracking analyses (EchoPAC, GE).

の下線部は

> echocardiographic assessment (Vivid 7, GE) provided left ventricular
> mass, left atrial volume, EF by modified Simpson's methods and wall stress
> by M-mode.

と引き締めます。

6-10-4 ▶ 結果

　次いで結果です。

　　1.　相手の思考回路の順番に
　　2.　どのような集団に対して、どのようなことをしたかわかるように
　　3.　結論が導きだせるように

に気を付けます。

さあ、医学研究をはじめよう！

> In all, 613 subjects received treatment with nicorandil (N＝309) or PBO (N ＝304) and 603 subjects received ANP (N＝290) or PBO (N＝313); Mean infarct size was significantly reduced by ANP [66459.9 vs 77878.9 with PBO], but not by nicorandil (70520.5 vs 70815.9 with PBO). The ratio of CKm between ANP and PBO is 0.853 (95%CI 0.751-0.970). This result revealed that the treatment with ANP reduced infarct size by 14.7% (p＝ 0.016: two sample t-test). EF was unchanged by either treatment vs PBO. The time to event analysis showed that the free rate of re-hospitalization due to heart failure in ANP was statistically and significantly higher than in PBO (p＝0.0066, log-rank test). The free rate of CV death in nicorandil was higher than in PBO (P＝0.378).

のように、行ったことを、理路整然と書き、読めば、ロジカルに結論が出てくるように書くことが大事です。

6-10-5 ▶ ディスカッションと結論

最後にディスカッションと結論です。

ディスカッションは、オーソドックスには

1. 自分たちのしたことをまとめ
2. その結論の位置づけをして
3. 過去のデータとの相違について述べて
4. 過去のデータとの相違のメカニズムについて議論して
5. その研究の意義について述べて
6. その研究のリミテーションについて述べて

まとめることが大切です。

また、結論の書き方は

1. 言い過ぎないように。言い過ぎると、いくら内容が良くてもだめ。どうしても言いたいことは、discussion 的に分ける。
2. 結果と必要十分になるような結論にする。

142

Ⅱ　基礎研究編

　　3．意義がわかるように。

に書かれることをお勧めします。

　結論は、例えば

> CMR would be better to diagnose cardiomyopathy especially without wall thinning than EMB. Noninvasive CMR may be more useful modality as part of the diagnostic workup for patients in heart failure.

　ではなく

> Noninvasive CMR had an excellent ability to diagnose the patients with heart failure equal to or better than invasive EMB. Particularly CMR may be suitable for the patients without wall thinning. We are urged to consider and use CMR for the quality diagnosis of heart failure besides or instead of EMB.

としてください。皆さん方の主張を過不足なくお伝えすること、また、その研究から発信できる情報も少し入れるといいですね。

　以下は、私たちのLancetに乗った論文の結語ですが，

> In conclusion, ANP as an adjunct therapy to PCI reduced infarct size and improved outcome in patients with a first AMI; nicorandil may provide further cardioprotection.

　このように、結論をクリアーに読者に伝えることが大切です。また、結論は、イントロダクションでの問題提起と対応する必要があります。この研究で、ANPとニコランジルの心筋梗塞抑制効果を検討するということが研究の目的なら、結論は、ANPは心筋梗塞サイズを小さくできたがニコランジルはできなかったというのが結論で、それ以下でもそれ以上でもいけません。結論は、問題提起のイントロダクションに対して必要十分でないといけません。

　それと図表ですが、1つのプロトコールに、典型的な図表を1枚つけることが原則です。たとえば、ある薬剤が心肥大を抑制するなら、その心臓の写真、もしくは組織の写真を1枚添えます。そのあと棒グラフや折れ線グラフで全体の説明をします。または、アデノシンがTGF－βの発現を抑制するなら典型

さあ、医学研究をはじめよう！

的な Western blot のデータを示します。そのあと平均値のデータを示します。典型例を出すと、その図が汚いとかこのような図でそのようなことが言えるのか、など色々と批判の対象になる可能性があるのですが、それでも典型的な写真を出すことが肝要です。そのほうが、読者がわかりやすいからです。

　とりあえず、英語で書いてみましょう。そして信頼のできる上司に添削してもらってください。

7

II 基礎研究編

実際の基礎研究を進めるうえでの具体的な TIPS

これで、あなたも基礎研究ができるはずです。再度、基礎研究をするうえでの心構えについて述べてみましょう。

1. 実験系を組むうえで悩むことがあれば、同じような実験をしているところで、実験を見せてもらうのが一番です。マウスのランゲンドルフ心標本作成がわれわれのところでうまくいかず、塚本蔵先生が鳥取大学まで実験を見せてもらいに行ったことがあります。ヤマサ醤油のアデノシン測定については、私自身が銚子まで足を運びました。億劫がらずにいろいろなところに出かけることが大切です。

2. もし、いいアイデアがあれば、予備的検討で試してみてください。もし思い通りになれば、そこから本検討を始めます。その時に同様の研究がないか必ず調査してください。でないと、本研究に入れません。

3. 少しネガティブなことをいいますが、面白いアイデアを思いつき、それを予備実験で行っていい傾向が出たら、それをいろいろなところで言いふらさないことです。もちろん、自分の mentor や上司には報告しますが、最終的に論文化されるのがゴールです。極秘で実験を行なわなくてはいけません。

4. 論文化される前に、自分の研究成果について施設の知的資産部のような部署に、特許所得の可能性がないかどうか相談してください。みなさん方が見つけた大発見を論文化してしまうと、特許にはならなくなります。論文化するということは公知になるということで、公知は特許出願できません。基礎研究の出口は、論文だけでなく知的財産権も大きくかかわ

ることを認識してください。日本語の総説に一行その文言を書いただけでも、公知になります。

5. 論文の英文校正をしてくれる会社がありますので、自分で推敲した後、そのような会社で native check を受けるのもいいと思います。20 ページぐらいの論文なら、3 万円ぐらいで見てくれます。校正は通常 1 週間以内で終わります。どのように校正したかも詳しく教えてくれますので、今後の参考にできます。いくらあなたが英語に堪能でも、誰か英語を母国語にしている方に見てもらってください。もし、あなたご自身がアメリカ人ならその必要は当然ありません。

6. なるべく関係した学会に出席して、いろいろな情報を収集することは大変大切です。学会に出れば人脈もできるので、うるさい奴だ、ややこしい奴だと思われない程度に自分を売り込むことも大変大切です。

　これであなたも今日から医学研究のうちの基礎研究を始めることができますよ。ぜひ、いい仕事をしてください。期待しております。さて、次は臨床研究に話を進めてまいります。

III

臨床研究編

Ⅲ　臨床研究編

8

臨床医学研究の進め方

　臨床に携わっておられる多くの方は、「自分は、臨床がバリバリできる。だから、臨床研究なんてお手のものだ、ちょろいものだ」、と思われているかもしれません。実は、それは大きな誤解です。「臨床研究と実臨床が同じでないのは、臨床研究ができるからと言って、実臨床ができるわけがない」のと同じです。もしくは、「あなたが、心臓カテーテルのデータを扱う臨床研究をできるからといって、あなたが、実臨床で心臓カテーテル検査を自動的にできるようにならない」のと同じです。臨床家は、臨床研究を一から学ぶ努力が必要となります。さらに言えば、医師ではなくても、臨床研究を企画して実行することができるということです。実際、製薬メーカーでは、医師などの医療関係者でない方が、多くの臨床研究を計画し実行しています。

　さあ、では、臨床研究をどのようにすればいいのか、話を進めていきましょう。

8-1　臨床研究とは何ですか？

　臨床研究は、「臨床研究に関する倫理指針」では、次のように定義されています。「医療における疾病の予防方法、診断方法及び治療方法の改善、疾病原因及び病態の理解並びに患者の生活の質の向上を目的として実施される次に掲げる医学系研究であって、人を対象にするものをいう。

①介入を伴う研究であって、医薬品又は医療機器を用いた予防、診断又は治療方法に関するもの

148　　JCOPY　498-04872

Ⅲ　臨床研究編

②介入を伴う研究（①に該当するものを除く。）

③介入を伴わず、試料等を用いた研究であって、疫学研究（明確に特定された人間集団の中で出現する健康に関する様々な事象の頻度及び分布並びにそれらに影響を与える要因を明らかにする科学研究を言う。）を含まないもの（以下「観察研究」という。）」

です。つまり、一言でいうと、人を対象とした研究が臨床研究です。

　では、介入とは何でしょうか？　同じく、臨床研究に関する倫理指針では、「介入」は次のように定義されています。

　「介入とは予防、診断、治療、看護ケア及びリハビリテーション等について、次の行為を行うことをいう。

①通常の診療を越えた医療行為であって、研究目的で実施するもの

②通常の診療と同等の行為であっても、被験者の集団を原則として2群以上のグループに分け、それぞれに異なる治療方法、診断方法、予防方法その他の健康に影響を与えると考えられる要因に関する作為又は無作為の割付けを行ってその効果等をグループ間で比較するもの」

です。つまり、通常の医療行為を越えて実験的研究を行うことが介入研究となります。たとえば、AとBという二種類の高血圧の薬があったときに、どちらの薬剤で治療したほうが高血圧性心不全を起こしにくいか検討する、という研究があったときに、これを介入臨床研究といいます。

　つまり、介入研究は、臨床試験とほぼ同義語で、それは臨床における実験的研究とほぼ同義語です。あまりいいイメージではありませんが、「人体実験」といってもいいものです。この介入研究が、臨床研究の中の大きくかつ重要な部分を占めます。医学研究をわかりやすく集合で書きますと、図8-1 のようになります。医学研究の中に、基礎研究、疫学研究、臨床研究があります。臨床研究の中に、観察研究と臨床試験（ほぼ介入研究と同義語です）があり、臨床試験の中に治験、先進医療、通常の臨床研究があるわけです。法規制も含めて 表8-1 に記します。

　治験は通常、製薬メーカーや医療機器メーカーが行いますが、製薬メーカーが行わない治験は、医師が医師主導型治験として行うことがあります。この場

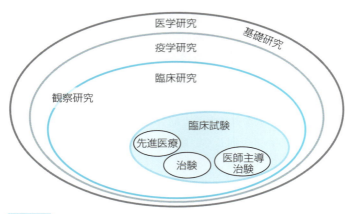

図 8-1　医学研究の分類

表 8-1　わが国の臨床研究の仕組み (2017 年 5 月 30 日～)

試験の種類	資金提供者	主導者	日本の規制	欧米の規制
治験	製薬企業	製薬企業	J-GCP	ICH-GCP
医師主導治験	国・財団	医師	J-GCP	ICH-GCP
先進医療 (B) を用いた臨床試験	国・財団	国・財団	人を対象とする医学系研究に関する倫理指針 (一部、臨床研究法)	ICH-GCP
医師主導型臨床試験	国・財団・製薬企業	医師 製薬企業		ICH-GCP
疫学/観察研究	国・財団・製薬企業	研究者 製薬企業		ヘルシンキ宣言

(JSCTR 認定 GCP パスポート教本より改変)

合、資金提供者は国や財団となります。製薬メーカーや医療機器メーカーが行わない治験とは、どのようなものでしょうか？　製薬メーカーや医療機器メーカーは、当然民間企業ですから、社会貢献とともに利益追求が主体となります。当然のことです。社員の生活が懸かっています。治験にかけたコストに対して、会社として十分に利益が上がらないと予想された薬剤や医療機器については、いくら社会貢献度が高くても、いくら医学的重要性があったとしても、製薬や

医療機器メーカーは、その治験は行わないと判断します。大阪弁でいうところの、「儲かりまっか？　儲からんことは、うちはしませんで！」というやつです。となると、海外では承認されている薬剤が、国内で製薬メーカーが治験を行わないために、日本の患者さんたちに対して使用できない、ということが起こり得ます。これをドラッグ・ラグといいます。このような状態で、医師や国が、「わが国でも、その薬剤を使えるようにすることが日本国民にとって大切だ」と判断すれば、医師主導型治験の出番となります。もしくは、大学などのアカデミア発の新薬ができたときに、製薬メーカーは、新薬開発のリスクが高いために治験できない、ということがあり得ます。このようなときにも、医師主導型治験を行います。これらは企業治験と同様に GCP（Good Clinical Practice）という法律で規制されます。なぜ法律かというと、先ほど言ったように、ある意味の「人体実験」なので、その施行は、法律の下で規制しなくてはいけません。また、治験（clinical trial）は、医薬品もしくは医療機器の製造販売に関して、医薬品医療機器等法上の承認を得るために行われる臨床試験のことですから、法律で規制されているのです。その意味では、治験が、研究的側面でも倫理的側面でも、一番レベルの高い臨床研究といえましょう。

　ただ、未承認薬を使う研究は、治験の枠組み以外でも可能です。未承認薬で臨床研究を行う場合には、先進医療の制度を使います。先進医療については、平成 16 年 12 月の厚生労働大臣と内閣府特命担当大臣（規制改革、産業再生機構）、行政改革担当、構造改革特区・地域再生担当との「基本的合意」に基づき、国民の安全性を確保し、患者負担の増大を防止するといった観点も踏まえつつ、国民の選択肢を拡げ、利便性を向上するという観点から、保険診療との併用を認めることとしたものです。

　というのは、わが国では、混合診療を認めていないため、未承認薬を保険診療内で使用することはできません。日本の医療制度は、保険診療か自費診療の二者択一で、お互いが混在した混合診療を認めていません。たとえば、がんに効くとされているワクチンがあるとします。そのワクチンは、がんに効果があるという臨床での報告があるため、がんを患っている患者さんは、自分の病気のために、ワクチンを使ってほしいと、医師にお願いします。しかし、そのワ

さあ、医学研究をはじめよう！

クチンは未承認薬なので、医師が保険診療内でそのワクチンを使うことができません。日本の医療制度の中では、手術や通常の抗がん剤などのがん治療のすべてを、患者さん負担の自費診療で行うなら、そのワクチンを使えるのです。

なぜ混合診療を廃止しているかというと、混合診療を容認すると、税金による保険診療の上に立って、医師が、収益目的で、保険適応になっていない薬剤に高価な値段をつけて治療を行うことが可能になります。ですから、「税金が投入されている保険診療のインフラを利用して、自費診療を行うことはだめですよ」ということになります。歯医者で治療をうける金歯に対して保険診療で認められていないのは、金歯を保険診療として認めると、保険行政がパンクしてしまうからです。医師は、治療の裁量権を持ちますので、自費診療の患者さんに医師の意思に従った治療薬を投与するのは OK なのですが、その高価な自費診療と保険診療は分けてくださいね、というわけです。

実際、がん治療の全体は、莫大な費用が掛かるために保険制度内でないと難しく、自費診療となる未承認薬であるワクチンの使用に、なかなか踏み切れないわけです。そのようなときに先進医療の制度を使うことができます。医師が、先進医療としてそのワクチンを審査してもらって、それを審査委員会が認めれば、そのワクチンを混合診療として使用することができるのです。とすると、そのワクチンを用いて、先進医療制度の下に臨床研究することができます。先進医療には A と B がありますが、対象となるのは先進医療 B です。

先進医療 A は、

1. 未承認等の医薬品若しくは医療機器の使用又は医薬品若しくは医療機器の適応外使用を伴わない医療技術（4 に掲げるものを除く）
2. 以下のような医療技術であって、当該検査薬等の使用による人体への影響が極めて小さいもの
   （1）未承認等の体外診断薬の使用又は体外診断薬の適応外使用を伴う医療技術
   （2）未承認等の検査薬の使用又は検査薬の適応外使用を伴う医療技術

です。

Ⅲ　臨床研究編

一方、先進医療 B は、

3. 未承認等の医薬品若しくは医療機器の使用又は医薬品若しくは医療機器の適応外使用を伴う医療技術（2 に掲げるものを除く。）

4. 未承認等の医薬品若しくは医療機器の使用又は医薬品若しくは医療機器の適応外使用を伴わない医療技術であって、当該医療技術の安全性、有効性等に鑑み、その実施に係り、実施環境、技術の効果等について特に重点的な観察・評価を要するものと判断されるもの。

とされています。先進医療 B は、混合診療を可能とするという意味あいと、未承認薬を用いて臨床研究を可能とするという意味あいがあります。

この先進医療 B は、法律の枠組みではなく倫理指針のよる枠組みで規制されていましたが、最近は、法律の下に行われています。治験でもないのに、法律のコントロールを受けるのが、「特定臨床研究」といわれる研究です。これには、「臨床研究法」という法律が適応されます。特定臨床研究には 2 つあり、1 つは製薬企業から資金の提供を受けて行われる臨床研究です。臨床研究では、研究の実施に必要となる資金を、製薬企業から提供を受けて実施する場合があり、この場合には、病院と製薬企業が契約を結び、提供を受ける研究費の金額や使用目的を明確にしたうえで、透明性を確保して行われます。2 つ目は、国内で"未承認"あるいは"適応外"の、医薬品などを用いて行われる臨床研究です。これに先進医療 B が含まれます。これにより、未承認あるいは適応外の医薬品等を用いて、新しい治療法を確立するための臨床研究を行うことが可能となります。2018 年 4 月から施行されていますので、気をつけないと法律違反に問われることがあり得ます。

8-2　なぜ研究者が臨床研究をしなければならないのか？

わが国の診療は、世界の中でも優れたレベルにあります。さらに、超高齢社会を迎える今、診断・治療を必要とする患者数が増加することは間違いなく、医療を担う医師、看護師、薬剤師、臨床検査技師などの医療関係者は、これらすべてに対して適切な対応が迫られているわけです。その中で、対応すべき大

きな課題として、日本国発となる医療技術に関する継続的開発があります。実際、最近、医薬品・医療機器が輸入超過になっていることがよく指摘されており、私の関与している循環器領域においても、ペースメーカー、植込み型除細動器、冠動脈内ステントなど、医療機器の分野でその傾向が顕著です。つまり、日本製がほとんどないのです。さらにこれらの医療コストは保険料や税金で支えられていることから、わが国の経済の観点からも問題です。つまり、せっかく車産業で稼いだ日本国内の外貨が、医療を介して国外に流れていくわけですから、日本経済に対してブレーキになります。でも必要なものは輸入してでも患者さんに対して使わなければいけない、というジレンマがあります。どうしますか？

　この課題を解決すべく、さまざまな対策などが精力的になされています。この対策の1つとして、基礎研究から新しく開発されたいろいろな薬剤・医療技術を、確実に患者さんに還元するのに必要な臨床研究の充実があげられています。治験を筆頭にして、われわれが臨床研究をしなければ、新しい医療技術を世の中に送り出すことができないのです。Cell誌、Nature誌、Science誌をはじめとした基礎研究を発表する主要雑誌においては、日本の論文数はまだ世界のトップレベルを維持している一方、New England Journal of Medicine誌、Lancet誌、JAMA誌などの臨床系における主要雑誌においては、残念ながら日本の論文数は少ないことが知られています。その論文数は現在世界の25位で、しかも残念なことに、減少の一途を辿っているのが現状です 図8-2, 3 。

　この理由にはさまざまなことが考えられますが、医師を含む医学研究者の臨床研究に対する認識および危機感の不足によるところが一因と思われます。昨今の若手医師を取り巻く環境は激変しており、若手医師は各学会が有する専門医制度に対応することをまず重要視し、そのあとも、その維持のため実臨床の場から離れることができないキャリアパスが形成されつつあります。

　このキャリアパスの中で、基礎研究も臨床研究も入る余地が少なくなり、そのような研究の場に参加する医師が減っていることも大きく関係しているものと思われます。また一方、研究業績という観点からは、臨床研究は多くの施設、グループで行うことが多いため、若手・中堅医師が先頭を切ってその研究を先

III 臨床研究編

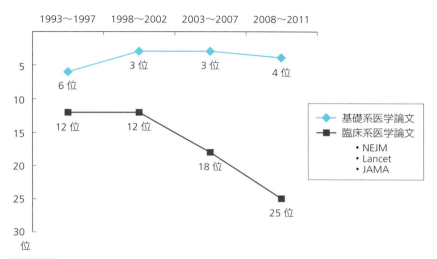

図 8-2　わが国の医学論文数の国際順位の推移

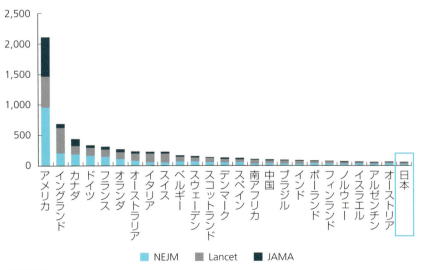

図 8-3　各国の臨床研究医学論文

さあ、医学研究をはじめよう！

導することが困難で、若手・中堅医師が業績を上げにくいという側面もあり、医師のキャリアパスとその評価系とも密接に結びついているように思われます。今後、これらの課題を克服するために、医師をはじめとした医学・薬学系研究者は、自助努力で臨床研究を取り巻く環境を変えていく必要があると思います。

8-3　観察研究の意義とインフラストラクチャー

　さて、臨床研究には、観察研究と臨床試験とあります。このうち観察研究は、すべての医学研究の基礎になるものである、と考えてください。観察研究がないと、よい臨床試験は生まれてきません。観察研究には、大きく2つの意味があります。基礎研究から、なにか臨床研究のアイデアを思いついたとき、何をするべきか？　すぐに臨床試験に入るわけにはいきません。観察研究は、そのための下調べの意味合いがあります。

　例えば、あるARB（アンジオテンシンII受容体拮抗薬）が収縮性の保たれた心不全（heart failure with preserved ejection fration：HFpEF）に対して有用であることを、マウスやラットの基礎研究からヒントを得たとします。そこから、すぐに介入試験のような臨床試験に入るわけにいきません。というのも、臨床試験は、科学性と倫理性を基盤とした人体実験ですから、その薬剤に基礎的エビデンスのみならず、臨床的にも効果がありそうだというエビデンスが必要となります。でないと、臨床試験の症例数の設定すらできませんし、どのような症例に効果があるかがわからなければ、症例の組み入れ基準も決めることができません。そこで、観察研究をします。

　私ども、このプロセスに従って臨床研究を実際行いました。心不全症例のデータベースを検討すると、同じARBでもアジルサルタンというARBがカンデサルタンというARBに比べるとHFpEFに対して拡張機能を改善するという結果が出てきました[184]。これが観察研究です。そこで前向きの介入試験を計画し、実行しています[185]。観察研究の結果から190人の高血圧があり心不全を併発している患者さんに御協力頂ければ、十分な解析パワーをもつとの

統計家の検討結果を得ることができました。この研究により、アジルサルタンという ARB が HFpEF に対して効果があるか否かが明らかになります。2019年1月現在で 165 症例エントリーされていますから、もう一息で結果が出ます。アジルサルタンに HFpEF を改善する作用があるという理論的背景は、HFpEF が、心筋障害のみならず血管障害の合わせ技により生じること、アジルサルタンに心筋への作用のみならず、血管への親和性を有するという基礎研究の成果です。

　一方、介入試験ができない事象に対するエビデンスも、当然必要です。このような場合も観察研究の出番となります。たとえば重症心不全で僧帽弁逆流がある症例で、「手術をするかしないか」を介入することはできません。でも、本当に手術をすることは正しいのかという臨床上の疑問に対するエビデンスを求めるため、観察研究をします。重症心不全で僧帽弁逆流がある症例で手術をすると、その侵襲のためかえってその患者さんの心不全の予後を悪くする可能性もあるからです。実際、われわれ、そのような観察研究をしたところ、手術という侵襲を重症心不全の方に与えてでも、僧帽弁逆流を改善したほうが、断然予後がいいという結果が出てきました[186]。これは、介入試験ができませんので、前向きの観察研究でその正当性を調べていくことになります。また最近は心臓カテーテルで僧帽弁逆流を治療する医療機器も開発されて上梓されていますので[187]、この分野の臨床研究もまたその成果を用いた治療も進むものと思われます。

　ところで、観察研究には、横断研究、後ろ向き観察研究、前向き観察研究、ケースコントロール研究があります。その目的は、臨床現場の正確な記述と奥深い分析です。記述を主たる目的とする横断研究（cross-sectional study）は、ある短い期間内のデータを集計してそのデータを解析することです。私たちの住民の方に協力していただいた研究で、冠動脈疾患発症のリスクスコアーと心不全のバイオマーカーである血漿中 BNP レベルが相関するというデータがあります[188]。長谷川拓也先生（国立循環器病研究センター　医師）の仕事です。これは、健常人の冠動脈疾患発症予測と血漿中 BNP レベルについての記述研究と考えられます。また、心不全症例において、心筋生検と Cardiac NMR の

いずれのほうが、診断意義が高いかという研究もしましたが、これも心不全の原因診断に対する診断ツールの寄与度を示す分析といえます[189]。これは、吉田朱美先生（元国立循環器病研究センター　医師）の仕事です。

　これに対して、後ろ向き・前向き観察研究は、縦断研究（longitudinal study）とも呼ばれ、その観察因子の中に時間経過の因子が入ってきます。これに対して、たとえば、心不全の患者さんのコホートを過去の時点で作成し、その患者さんたちの病態の変化を現在に向かって観察するものを「後ろ向き観察研究」といい、心不全の患者さんのコホートを現在の時点で作成し、その患者さんたちの病態の変化を将来に向かって観察するものを「前向き観察研究」といいます。

　後ろ向き観察研究は、新たに患者さんを登録しなくてもいい代わりに、新たなパラメーターを追加して観察することができません。当然、いまあるカルテ内のデータしか使えません。また、患者さんが、転院や転居でフォローできない事態が出てきてもどうすることもできません。たとえば、先ほどの重篤な僧帽弁逆流が生じた重症心不全症例において、僧帽弁逆流の手術の適応と医師団が判断した場合に、手術した症例と患者さんが手術に同意されずに手術しなかった症例の予後を調査します[186]。すると、やはり手術した患者さんの方が、その予後がよかったという結果となり、さっそく論文化しましたが、これは、天木誠先生（国立循環器病研究センター　医師）と Hyemoon Chung 先生（韓国 Yonsei Univ　心臓内科医師、留学生）の仕事です。この仕事の論文化には大変苦労しました。後ろ向き研究なので、いろいろな因子が交絡すること、また、手術の判断に恣意的な意図が入ることです。たとえば、糖尿病や高血圧などほかの交絡因子があるために手術できないとすると、その糖尿病や高血圧が予後を悪くしたのであって、手術しなかったということが予後を悪くしなかった可能性があること、そもそも、その手術しなかった方々というのは、リスクが高くて手術ができなかったのではないかなど、どうしても後ろ向きなので、これらについては答えようがなく、limitation として論文の中に入れ込むことによりアクセプトしていただきました。

　これに対して、「前向き観察研究」は、これから患者さんの予後をフォロー

していくわけですから、いろいろなパラメーターがとれるのと、また、転居しても追いかけることが可能ですし、死亡した時でもそれが心不全死なのか否かを解析することも可能です。たとえば、私たち、FGF23という血中に存在する蛋白が心不全の予後規定因子になるのではないかと考えました。FGF23は、リン・カルシウム代謝と関係しますが、心不全では血中リンレベルが上昇すると同時にFGF23レベルも上昇していること[190]、FGF23は心筋にも直接作用することから[191]、心不全の患者さんでは通常測定しないFGF23レベルを測定し、その患者さんを数年間フォローして、その予後を検討したのです。その観点からは、「前向き観察研究」の方が少しレベルの高い研究といえましょう。ただ、「前向き観察研究」では患者さんや住民の方から研究参加同意（informed consent）をとらなくてはいけませんので注意が必要です。これは、今津美樹先生（国立循環器病研究センター　医師）の仕事です。

　最後にケースコントロール研究があります。これは、疾患やイベントを有する群と有さない群を比較検討しそのアウトカムに関係する因子を同定するものです。たとえば、私たち、心不全の有無ががんの発生率と関係するかということを、心不全のコホートとほとんど心不全を有さないコホートで比較し、心不全群ではがんの有病率が4倍高いということを見出しました[192]。これは、ケースコントロール試験の典型です。ただ、これもコントロール群の設定に大変苦労しました。心不全のない症例でのがんの発症率を調べなければいけないのですから。いろいろ考えましたが、日本でのがん登録のデータを用いることにしました。わが国ではがんが発症すれば、国立がん研究センターに登録することが法律で義務付けられています。これをコントロール群にしたのです。ただ、コントロールにも心不全の方々が交じります。その割合は1％前後なので、大勢に影響ないとしてコントロール群としました。また、仮に影響があったとしても、心不全症例のがん発症のしやすさを過小評価することになるので、結論は変わりません。通常は、年齢や性別をマッチングしますし、さらにほぼ同じような2群にしたいときは、プロペンシティーマッチングという統計学的手法を用います。この心不全とがんの研究は、坂本真里先生（国立循環器病研究センター　医師）の仕事です。

さあ、医学研究をはじめよう！

　観察研究を行うときは、どの研究でも施設内の倫理審査委員会の承認が必要
となります。また多施設で行うときは、すべての施設の倫理審査委員会での了
承が必要となります。もし、倫理委員会のない施設があれば、外部倫理審査委
員会にかける必要があります。外部倫理審査委員会を有している施設に相談す
るのが一番ですね。もちろん、有償となります。

8-4　観察研究から臨床試験へ

　では、臨床試験はどのように行えばいいのでしょうか？　まず、臨床試験に
入る前に、その試験の対象が、臨床的に大きな意味合いを持つことを検証しな
ければいけません。たとえば、本書の基礎研究のパートでさんざんアデノシン
の重要性、心筋保護に対するアデノシンの意味付けについて述べてきました。
そこで、アデノシンと心不全の関係についてたとえば検討してみたいと思うと
します。どうするか？　ぶっつけ本番で、心不全の患者さんにアデノシンを投
与する介入研究を計画するのは、間違っています。基礎研究なら許されますが、
臨床研究は、高い倫理性が要求されるからです。臨床研究は、実験ですから、
必要最低限の症例数で研究しなくてはいけません。必要以上の症例をエント
リーすることは不必要に患者さんを危険にさらすことになるからです。
　そこでまず第一に、心不全の現状にアデノシンがフィットするかどうか、文
献的考察とともに先ほどまで述べてきた観察研究を行わなくてはいけません。
文献的考察として、

1. 心不全が医学的観点から、今、可及的速やかに改善しなければいけない
　病態なのか？　（合理性）
2. アデノシンによる介入研究が、すでに心不全の患者さんを対象にして行
　われていないか？　（新規性）
3. アデノシンの薬理学的効果が、心不全による心筋障害、心不全の病態の
　増悪プロセスを抑えることができるのか？　（科学性）
4. アデノシンはすぐに血中で分解されるが、アデノシンにかわる薬剤があ
　るのか？　（薬剤特性）

160

III 臨床研究編

表 8-2 アデノシンと NO の心血管作用

	アデノシン	NO
冠血管	弛緩	弛緩
心筋	β 刺激を抑制	陰性変力作用
交感神経	NE ↓	NE ↓
血小板	凝集抑制	凝集抑制
好中球	A_1：遊走促進 A_2：O_2 産生抑制	O_2^- 産生抑制
レニン-アンジオテンシン系	レニン産生抑制	レニン産生抑制
サイトカイン系	産生抑制	（—）
血管平滑筋増殖	抑制	抑制
血管内皮増殖	促進	?

　これらについて、真剣に考える必要があります。1 についてはいうまでもなく、循環器領域で心不全は第一に克服するべき課題である、と考えられています。また、過去にアデノシンと心不全関係について言及した臨床研究は文献的にありません。さらに、アデノシンの薬理的効果は、冠血流増加現象など表 8-2 に示すように多くの薬効があるのですが、その多くは心不全の病態を改善する方向を向いています。交感神経系、レニン-アンジオテンシン系、サイトカイン系の賦活化が心不全の病態を悪くしていますが、アデノシンはそれらのすべてを抑える薬理作用を有します。最後に、アデノシンそのものを用いることは、臨床的に非現実的ですが、アデノシン作用増強薬であるジピリダモールやジラゼップを心不全の患者さんに用いることが可能です。とすると、一番大切なことは、アデノシンが心不全の病態に関与しているか否かを観察研究で明らかにすることですよね。臨床研究をするうえで特に大切なことは、実際の臨床現場で、その対象とする物質・蛋白・遺伝子が需要な働きをしているというエビデンスを求めることです。余談ですが、表 8-2 に示すように NO もアデノシンと同様の作用を有しています。NO 作用増強剤も心不全治療薬として有用である可能性も十分にあります。

そこで、アデノシンに関して観察研究をします。まず、心不全の患者さんで血液中アデノシンレベルが上昇しているのか、それとも低下しているのか、それとも変わらないのか？　もしアデノシンレベルが上昇していれば、それは心不全の病態を改善するために代償的にアデノシンが上昇しているであろう、と考えます。その上からアデノシンをさらに増加させて、効果があるかもしれないし、その増加した内因性アデノシンでもう十分なので効果が出ないかもしれませんが、まず効く可能性が60％ぐらいでしょう。もしアデノシンレベルが低下していれば、アデノシンを外から補充してやれば効果があるかもしれないし、その増加した外因性アデノシンレベルでは十分ではないかもしれませんが、効果がある可能性は80％ぐらいでしょう。もし、心不全の患者さんで血液中アデノシンレベルが変わらなければ、アデノシンは心不全の病態とはあまり関係ないので、心不全の病態改善に効果がある可能性は20％ぐらいでしょ

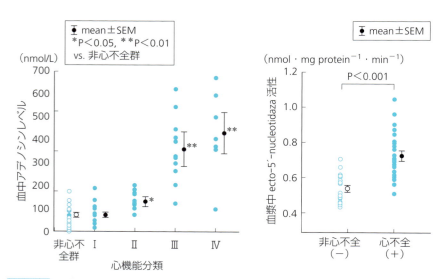

図 8-4　心不全患者における血中アデノシンレベルおよび ecto-5'-nucleotidase（アデノシン産生酵素）活性

(Funaya H, et al. Circulation. 1997; 95: 1363-5[97] / Fujita M, et al. J Card Fail. 2008; 14: 426-30[98])

Ⅲ　臨床研究編

う。この臨床で認められる心不全の病態で血中アデノシンレベルが増加しているか否かという証査は、きわめて重要で、創薬する時に、必ず、製薬メーカーがたずねてくるポイントです。創薬の際に、臨床上の結びつきが関係するかを検討することは、臨床研究のセンスとなるようです。

　そこで、私と一緒に研究をしていた船矢寛治先生が、病棟の心不全の患者さんの血液をいただいてきて、その血中アデノシンレベルを測定してくれました。「横断研究」ですね。その結果、心不全の重症度を示す NYHA 心機能分類（１度から４度まで分類）が増悪するに従って、血液中アデノシンレベルが[97] アデノシン産生酵素活性増加[98] とあいまって上昇していること 図 8-4 、しかも主なアデノシン産生部位が心臓であること[98] が明らかとなりました。次に縦断研究です。心不全のデータベースを用いて「後ろ向き観察研究」を行うと、心不全患者さんでジピリダモールをたまたま飲んでいる方は、その生命予後がいいというデータが出てきました[193]。

　これだけのデータがそろったので、介入研究を念頭に置いたパイロット研究をします。少人数での前向き介入試験です。その結果、アデノシン再取り込み抑制薬、つまり赤血球へのアデノシンの取り込みを抑制して血中アデノシンレベルを上昇する薬剤であるジピリダモールやジラゼップを患者さんの同意を得て投与してみると、アデノシンレベルの上昇とともに、心不全の病態が改善すること明らかとなりました[96] 図 8-5、6 。そこで本格的な臨床試験を考えることになります。残念ながら、ジピリダモールやジラゼップを用いた臨床試験はスポンサーがつかないため、いまだプラセボを用いた群間比較介入試験内臨床試験やなかんずく治験の施行に到達しませんが、ぜひ、やってみたい研究ですね。

　もし、心不全の患者さんを対象にして臨床試験を始めるとすると、さらに別の後ろ向き観察研究を行う必要があります。それは、心不全の実態を観察する必要があるからです。たとえば、何をエンドポイントとして臨床試験を組めばいいのか？　心不全の患者さんにとって一番大切なことがエンドポイントとなりますので、観察することにより心不全の患者さんのニーズを知ることができる、それをエンドポイントとするべきでしょう。心不全の患者さんにとって、

8
臨床医学研究の進め方

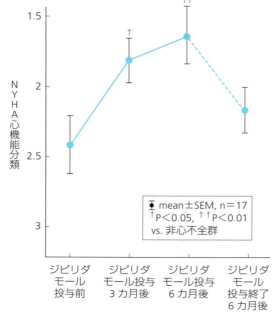

図 8-5 心不全症例にジピリダモール投与後のNYHA心機能分類の改善

(Sanada S, et al. Hypertension Res. 2007; 30: 913-9[197])

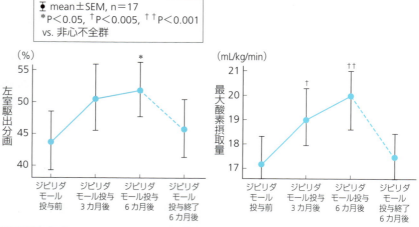

図 8-6 心不全症例にジピリダモール投与後の左室駆出分画（ejection fraction、上段）と心筋酸素摂取量（$\dot{V}O_2$、下段）の改善

(Sanada S, et al. Hypertension Res. 2007; 30: 913-9[197])

また、医学目線からも、行政の目線からも、心不全による再入院や心不全死を抑制することが大切だとします。とすると、どれぐらいの患者さんが心不全による再入院や心不全死を引き起こすのか、調査する必要があります。その観点からも、観察研究はとても大切です。

でも、観察研究の真骨頂は、それだけではありません。観察研究は、介入研究の「まえさばき」ではありません。観察研究は介入研究とは異なった大きなミッションを持っているのです。その点については後ほど、述べてみたいと思います。

8-5 臨床試験の意義とインフラストラクチャー

まず、臨床試験を進めるには、数多くの段階が必要であり、開始から解析結果公表までに相応の時間がかかることを十分に認識する必要があります図8-7。たとえば、大学院生の博士論文を獲得するための仕事として、臨床研究を主要な仕事として与えるのは、正しい選択ではありません。

さらに今後、指針の改定や法規制の導入が進むと、研究者だけでこれらの臨床試験を進めることはきわめて難しくなります。今回の臨床研究法の導入により、介入試験の中でも特定臨床研究は、モニタリングと監査が求められることになります。臨床研究法でいうところの特定臨床研究とは、薬機法における未

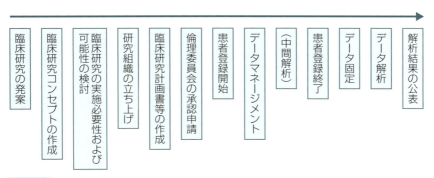

図8-7　臨床試験の開始から終了までの大きな流れ

承認・適応外の医薬品などの先進医療制度 B による臨床研究、および製薬企業などから資金提供を受けて実施される当該製薬企業などの医薬品等の臨床研究のことですので、いま多くの大学や病院で行われている臨床研究はこれに該当します。

　先ほど出てきたモニタリングについて、少し説明いたします。モニタリングとは、試験開始から終了に至る一連のプロセスの中で、試験がプロトコールや各種規制要件などに則って安全かつ倫理的に実施されていることを確認し、またデータが正確に記録・報告されていることを確認するための品質管理活動です。品質とは臨床データの正確さです。モニタリングは、研究者以外の第三者が行い、研究者のほうに報告が上がります。

　一方監査は、臨床試験の結果の信頼性の保証、試験に参加する患者に対する倫理性の担保、さらには継続して行われる臨床試験の品質の向上を目的として行われます。監査は、試験事務局などに入ることもあり、研究全体が適切に運営されているか否かをチェックします。実際監査は、監査担当者が実地に研究機関を訪問し、原資料や試験実施体制を確認することで、報告データの正確性や実施体制の適正性を保証します。

　このモニタリングや監査のために、実際の患者の組み込み以外のところで余分の手間とコストがかかることになりますが、このモニタリングと監査を一時しのぎの形ばかりで臨床試験を行ってしまうと、その臨床試験の信頼性確保に対する疑念が増大することは避けられなくなります。このことを、研究を自ら行う研究者が十分に認識する必要があります。研究者は、これらの課題を認識することは大変重要なのですが、研究者自身だけでこれらに対応するのはほぼ不可能なため、研究者が安心して臨床試験を企画・施行する際には、臨床試験の企画・運営を支援する機能が大変重要となります。すでに、臨床研究中核・拠点病院などの整備が 10 年前から開始されていますので、着実に臨床試験を支援する組織は増加しており、少数例の医師主導治験であれば、企画・運営が可能な大学などの臨床研究の支援部署（ARO、Academic Research Organization）が少なからず存在します。

　残念ながら、循環器領域の医薬品における医師主導治験は症例数が相当数に

達するため、これらを自前の臨床研究支援部署のみで行えるアカデミック臨床研究機関（ARO）はほとんどなく、民間のCRO（Contract Research Organization）に頼らざるを得ないのが現状です。これについては、臨床研究の枠組みとして、臨床研究を行いたい研究者だけではなく、第三者を臨床研究の運営に積極的に組み入れ、臨床研究自体の透明化を図っていくこと、臨床研究を実施するうえでの課題である資金源に関しても、公的資金を積極的に活用し、民間企業の資金を用いる場合には、契約にもとづいた資金を利用することが必要となります。

　最後に、臨床研究を推進するうえで重要となるのが臨床研究ネットワークの構築です。循環器領域においても、さまざまな臨床研究ネットワークが存在します。大学病院を基幹とした臨床研究ネットワークが多いですが、全国横断的な臨床研究ネットワークも数多く存在しますし、また臨床研究ネットワークの対象も、介入試験のみならず、疾患対象登録研究なども多く存在します。今後は、海外の大規模臨床研究を大規模かつ系統的に行っているTIMIグループ（Thrombolysis in Myocardial Infarction（TIMI）Study Group）やDCRIグループ（Duke Clinical Research Institute Group）に代表されるような臨床研究ネットワークの更なる発展が必要になってきます。

　われわれも、J-WIND、ABC、PPAR試験から全国多施設の先生方と臨床研究ネットワークを構築させて頂いており、世界レベルの臨床研究ネットワークチームへと展開できるように努力していますが、さらに、臨床研究の質を担保するうえで、臨床研究を遂行できる病院をさらに増やすことが必要です。そのためには、研究責任者およびネットワーク事務局のやる気が一番大事ですし、わが国の病院が、臨床研究を普通に通常業務として行える水準を目指し、臨床研究可能な病院へと多くの病院が変化していくことが期待されています。臨床研究に対して強い意志と意欲のある病院が連携して、わが国から世界に通用するエビデンスが数多く発信されるところを強く期待するところです。

9

Ⅲ　臨床研究編

私の行ってきた臨床研究の遍歴

　ここまで、いかに臨床研究を行うべきかを述べてきました。でも、「ここまでの北風先生の机上の空論のようなお話を伺っても、私たち、すぐに臨床研究ができるはずもありません。それは、運転免許証が交付されてもすぐにタクシードライバーになれないのと同じです」というご意見もあるでしょう。また逆に、「私は、基礎研究は素人だけれども、臨床はバリバリなので、臨床研究なんて北風先生の講釈を聞かなくてもできますよ」という意見もあるかもしれません。どちらも一理あります。いくら座学をしても、実際の臨床研究はできませんし、また、実臨床ができるからといって臨床研究ができるわけではありません。でも、臨床家であれば臨床試験ができるのではないかと思っているところにこれまでの日本の臨床研究のレベルが伸び悩んでいる理由があると思います。

　そこで、私のこれまで臨床研究の道のりからどのような研究をどのようなスタンドポイントで行うべきなのか考えてみたいと思います。でも、私自身も道半ばなので、このあと私が臨床研究をどのように高めていくのかについてもぜひ、ここで私の行ってきた臨床研究を総括しておきたいと思います。

9-1　臨床研究を実際に始める前に

　臨床研究は、いいアイデア想いついたからといってやみくもに進めてはいけません。まず、第一に、臨床研究は仮説が大事です。これはこれまで述べてきた基礎研究も同じです。仮説というのは、「あなたが何を明らかにしたいか」

です。仮説がなく場当たり的に実行するのは、基礎研究でもよくありませんが、臨床研究では厳禁です。なぜかというと、臨床研究は患者さんや健常人の方に協力していただいて行います。多くは、協力者への侵襲を伴います。侵襲というと患者さんにメスを入れたり、心臓カテーテルの検査をするということを連想しますが、それだけではありません。患者さんにお薬を飲んでいただくことも、血液を 1mL 余分にいただくのも侵襲となります。それだけではなく、患者さんの計算能力を検討するために、100 から 9 ずつ引いた答えを 10 秒間にいくつ言えるかを検討するという臨床研究も、患者さんの精神に対する侵襲になります。それらは軽微かどうかの差はありますが、侵襲を他人に不用意にかけるのはいけません。そのような負担を患者さんに強いるのなら、それなりのロジック（科学性）と社会的認定（倫理性）と、何よりも患者さんの了解（インフォームド・コンセント）が必要となります。

　「でも、実臨床では患者さんから血液を 20mL 採血することはよくあるし、また問診で患者さんのプライバシーに関係する微妙な話を聞き出しますよ。それぐらいの侵襲は、臨床研究としては許されるのではないですか」という意見が出てきそうです。でも、その意見は間違いです。血液を 20mL 採血するというような行為は、臨床業務であり、医師免許のもとに許可されています。また、医師や看護師は、おのおのの守秘義務のもとに、患者さんのプライバシーに入り込むこともできます。というか、立ち入らないと患者さんの診断や治療ができません。でも、臨床研究は、医師としての患者さんへの業務ではなく、あくまでも医師が自分たちの臨床医学のレベルを上げるための「研究」です。業務以外の事柄に対して、医師免許が許している医療行為を、外挿して使うことはできません。

　臨床研究が医学・医療において大事であることは、これまでさんざんお話いたしました。臨床研究は、科学的・社会的・道義的に大切ではあるのですが、医師や看護師、薬剤師としての「患者さんを治療する」という業務ではありません。病院に勤務する医師・看護師・薬剤師は、患者さんに医療を提供するという業務が一義的で、皆さん方の病院の病院長や事務長は、病院を運営していくのに臨床研究が必須であると考えていません。臨床研究を実行することによ

さあ、医学研究をはじめよう！

り、病院が好評判を得ることはありますが、臨床研究が、参加してくださった患者さんたちに対して、直接的に利益となることはありません。ましてや臨床研究は誤解を恐れず言うならば、ある意味「人体実験」です。このため、臨床研究は、いわば、「現代を生きる医師などの医療関係者や患者さんから、将来の患者さんへの贈り物」なのです。ですから、臨床研究をする上では、その研究テーマとしての仮説の確からしさが、大変重要となります。やみくもに臨床研究を行うことは厳に避けるべきで、今現実に直面している医学・医療上のクリニカルクエスチョンに確実に答える臨床研究を行うべきなのです。

　では、どうすればいいのでしょうか？　どのような方法論があるのでしょうか？　まず第一に、私も含めて多くの医学研究者が、基礎研究であげた成果を臨床研究に応用しようとしました。たとえばアデノシンや NO が、強い心筋保護効果があることが私どもの研究も含めて多くの研究で立証されてきました。そこで、アデノシンや NO に関係するような薬剤を用いてその効果を臨床研究で確かめようとしました。つまり、「基礎研究→臨床研究というベクトル」です。第二は、ほかの方がやられた臨床研究の成果から、その成果が異なった患者さんの群に対しても成り立つのではないかと推測して、臨床研究を行ってきました。これは「従来の臨床研究のヒント→新しい臨床研究の創設」というスタンスです。これらについて実例を用いて解説したいと思います。

9-2　臨床研究のヒント

　これまで述べてきたように、アデノシンおよび NO は、血管平滑筋細胞、心筋細胞、神経細胞、血小板、好中球、レニン・アンジオテンシン関連細胞、免疫関連細胞などに対して生物学的作用を発揮します 表 8-2 （p.161）。最近は、アデノシンが、睡眠や認知機能まで関係することが報告されています[194]。一方、心筋虚血や心不全においては、アデノシン・NO が、多くの心筋障害因子を抑制していることから 図 4-8 （P.78）、「アデノシンや NO を心筋梗塞の患者さんに投与すればいいのではないか、もしくはアデノシンを心不全の患者さんに投与すればいいのではないか」と考えたわけです。当然、私でなくても、

誰しも考えますよね。

アデノシン自体は市販されており、患者さんに使用できますが、それは、心筋シンチグラフィーの検査薬として使用可能であり、心筋梗塞や心不全で使用するための適応がとられていません。そこで、ATP（アデホス®）を、臨床の病態で使用することを思いつきました。ATP は、心不全で適応が取れていますので、虚血性の心不全であれば適応範囲内と考えて、急性心筋梗塞症の方を治療の対象にしました。ATP は、分解してアデノシンにかわるのと、ATP は P_{2Y} 受容体を刺激して NO を増加させることが知られているからです。その前に、ATP を虚血性心疾患のある症例で冠動脈内投与すると、アデノシンレベルの増加を認めることを臨床的に確認し[195]、また、実験的に、ATP がアデノシンと NO 依存性に冠血流量を増加させることを明らかにしました[168]。医学的なロジックは十分ですし、今ならこの臨床研究を、成功に導くことができるのではないかと思いますが、1990 年代に計画・施行されたこの研究は、大失敗に終わりました。この臨床研究は COAT（Cooperative Osaka ATP Trial）研究と名付けられましたが、症例数（N といいます、number の略です）の設定がされていないこと、エントリークライテリアは、急性心筋梗塞だけ、試験計画書はなし、当然いろいろな運用を規定した手順書はなしと、お粗末なものでした。大学の倫理委員会は通したものの、十数例しか症例が集まらず、その少ない症例で有意差検定するものの当然有意差は出ず、空中分解です。

反省点は山ほどあります。まず、研究の医学的背景は OK ですが、以下の点がまずかったのです。

1. どのような心筋梗塞症例で有意差が出やすいのか、後ろ向き研究で検討していない。たとえば前壁心筋梗塞に絞るのか、急性心筋梗塞発症後何時間までエントリーするのか、年齢制限を設けるのか、などについてエントリー基準・除外基準を十分に決めていなかった。

2. どのような評価項目で心筋梗塞サイズを見ればいいのか、CPK、CPK-MB、Troponin などのバイオマーカーを使うのか、LVG などの壁運動異常を観察するのか、SPECT などで梗塞サイズを検定するのかについて、あらかじめ決めていなかった。出てきたデータを見てから解析しようと

していた。臨床研究で必須である primary and secondary endpoints を決めずに研究していたので、言語道断です。

3. もし ATP に効果があると仮定したなら、有意差が出るべき症例数の設定を、統計的に導出しなかったのか。

4. 綿密な試験計画書をなぜ作らなかったのか。

5. 患者さん保護のための枠組みを作っていたか。患者さんのために損害賠償保険に入っていたか？

6. 症例をエントリーする活動をなぜしなかったのか。

7. 事務局や IDMC の運用を決めた標準業務手順書（standard operating procedure：SOP）がなぜ作成されていないのか。

など、数分間反省するだけでもこれだけの項目が出てきます。

さらにまずい点は、その後しばらくして急性心筋梗塞の症例 2,118 人を対象に、アデノシン投与の効果を検討したところ、心筋梗塞サイズが縮小したものの、主要評価項目である心不全の新規発症が抑制できないとの治験結果が出てきたことです（AMISTAD-II 研究）[196]。明らかに、症例数も試験計画も AMISTAD-II 研究の方が数倍上です。海外と日本の臨床研究の差を見せつけられました。

さらに、私たち、心不全症例を対象に（n＝28）、アデノシン再吸収阻害薬ジピリダモール（ペルサンチン®）を 1 年投与して、心不全が改善するか否かを検討します。ジピリダモールは心不全で適応がとられていますが、製薬メーカーが適応を取ったのが昔のことなので、きっちりした臨床研究はなされていませんでした。主要評価項目は、血漿中 BNP レベルと心エコー上の心機能の指標である ejection fraction（心臓はよく動くほど機能がよいと判断する）と心臓の拡大の程度を示す左室拡張末期径（心臓は悪くなると代償するために拡大する）、運動耐応能の指標である Specific Activity Scale（SAS）score で、どれもジピリダモール投与にて改善しました 図8-5、6 （p.164）。でも、やはり N が少ないこと、この研究はシングルアーム（投与群と非投与群の比較ではなく、投与前後の比較である）であることから、論文化はかろうじてなされたものの、POC（proof of concept、概念の実証のことで、新たな概念やアイ

Ⅲ　臨床研究編

デアの実現可能性を示すために、簡単な検討を行うことを指す）としては新規性があるものの、臨床研究としては、高い評価は得られていませんでした[197]。

9-3　臨床研究の TIPS

　でも、この複数の臨床研究の反省点から、次のような臨床研究を行う上での TIPS が出てきます。TIPS とは「コツ」とか「裏技」の意味ですね。

▶ TIPS 1

　臨床研究を実施するうえでの第一のコツは、症例数の設定も含めてどのようなデザインの研究で行うかを、必ず生物統計家を最初から交えて綿密に話し合い、漏れのない試験計画を立てることです。症例数の設定は、過去のエビデンスに応じて行います。先ほど述べた、心収縮機能が保たれた心不全（heart failure with preserved ejection fraction）症例に対して、ARB であるカンデサルタンとアジルサルタンの比較を行う J-TASTE 研究、基礎研究的にはアジルサルタンが心拡張機能をより改善する可能性がでてきたので、それで臨床研究をしようとしたのですが、基礎研究と臨床での介入研究の間には大きなギャップがあります。そこで、まずわれわれの心不全症例データベースを用いて後ろ向き研究をしました。その結果、アジルサルタンが左室拡張機能の指標である左室 E/e' を 15〜20％改善するというデータが出てきたので、前向き多施設介入臨床研究を行うことを計画しました。臨床研究をしたときに、仮説が証明されうるか否かを臨床の場でシミュレーションする必要があります。ゴルフ理論を知ったからといって、いきなりゴルフの試合に出るのではなく、まずゴルフレンジでしこたま練習するのと同じです。場合によれば、レッスンプロについた方が上達は早いのです。

　私たちも生物統計家の濱崎俊光先生（現　国立循環器病研究センター部長）に私たちのプロトコールをチェックいただき、症例数の設定をしていただきます。また、この研究はエントリー実現可能性も考えて、中間解析はしない方が N が少なくてすむのではないか、とのご提案もいただきました。前向き研究とは、たとえば「現時点を出発点として未来に向かって患者さんに ARB である

さあ、医学研究をはじめよう！

カンデサルタンとアジルサルタンのどちらかを服用していただくこと」です。カンデサルタンとアジルサルタンを1：1で割り付けて、仮に脱落例を含んでも190例あれば、前向き研究が後ろ向き研究と同様な集団であれば有意差をもって効果があるというデータになるはずだと算出されます。脱落は10〜15％見込みます。実際の試験研究で、同意撤回などで脱落することはあり得ますが、その分を、最初から見込んでおくということですね。このようにして、試験計画書ができあがります。試験計画書自体に価値があるので論文化します[185]。J-TASTE研究と名付けられているこの研究、結果が出てくれば当然また論文になりますし、そのサブ解析の論文も出てきますから、1つの臨床研究で複数の論文が世の中に出てきます。事務局は、高濱博幸先生（現　国立循環器病研究センター医師）が取り仕切ってくれています。

　試験計画書では、エントリーをする上での症例登録基準、除外基準も綿密に考える必要があります。症例登録基準を緩くすると、研究する対象集団の均一性が薄くなり、明確な仮説通りの結論が出にくくなりますし、逆に登録基準をきつくするとエントリーできる患者さんの数が減り、実現可能性が小さくなります。ここは、臨床の経験が生きるところで、実臨床家の出番です。

▶ TIPS 2

　少し実務的な点をお話しします。後ろ向き研究を行う場合でも、それを行おうとすると、皆さん方の施設の倫理委員会を通さないといけません。しかし、その際に、患者さんのお一人お一人から試験参加の同意をとらなくても、施設のホームページや病院の掲示板でこのような研究をすること、もし自分のデータを使って欲しくないときは申し出てほしいということを掲示・周知しておけばよろしいという仕組みになっています。これをOPT OUT（オプトアウト）といいます。

　オプトアウトは、もともとメールの受信についての用語です。「オプトイン」が、活動や団体に対して"参加する"とか"加入する"という意味合いを持つ言葉であるのに対して、「オプトアウト」は、"不参加"とか"脱退する"という意味合いになります。臨床研究では、研究について情報を研究対象者らに直接通知するか，または当該施設の掲示板やホームページ上で公開し，研究対象

Ⅲ　臨床研究編

者らが研究への参加を拒否する機会を保証するものを指し、同時に拒否の意思表示を受け付ける窓口（連絡先）を明示する必要があります.

▶ TIPS 3

　前向き研究では、介入研究は勿論、観察研究であっても、試験研究参加候補者から参加同意〔インフォームド・コンセント（informed consent）〕をとらなくてはいけません。インフォームド・コンセントとは、information（情報・説明）に基づくconsent（同意・承諾）のことで、研究の目的や方法などについて、研究者が被験候補者に説明し、被験者から研究参加への同意を得ることを意味します。医学研究におけるインフォームド・コンセント取得の条件は、ニュルンベルク綱領に端を発し、ヘルシンキ宣言により確立したもので、今日では、臨床研究の最も基本的な条件となっています。私たちの場合は、試験研究に参加した医師が説明した後、私どものCRC（clinical research coordinator）が再度説明します。実臨床における治療方針を決める際のインフォームド・コンセントと研究参加へのインフォームド・コンセントは分別しなくてはいけません。

　実臨床においては、インフォームド・コンセントは、治療において患者さんの意思決定を確認するものです。しかし、臨床研究においては、インフォームド・コンセントは、①自分の治療にとって必要ないにもかかわらず、②十分にその成果が臨床現場においてわからないから研究するその実験台になるということを理解しながら、③医学の発展のために参加するかどうかを決定するものですから、その意思決定ができる必要不可欠な情報が提供されなければならないのです。

　インフォームド・コンセントは、同意能力の有無、納得のいく説明、十分な理解、積極的な同意から成り立ちます。ということは、通常臨床では説得してインフォームド・コンセントをとることはあっても、臨床研究では研究参加への説得はあり得ません。私のところでは、研究者が、試験の概略を患者さんにご説明して、ご参加のご提案をさせていただき、そのあとは、別室で研究コーディネーターが説明させていただいて、自由意思で研究への参加の有無を尋ねることにしています。

さあ、医学研究をはじめよう！

▶ TIPS 4

　私たちの J-TASTE 研究は、前述いたしました特定臨床研究に分類されますから、自分の施設の倫理委員会ではなく、認定臨床研究審査委員会にかけないといけません。認定臨床研究審査委員会は、厚生労働省の認定が必要となります。これにより、大規模臨床研究に参加する各施設の研究者は、自分の施設の倫理委員会にこの研究を審査してもらわなくてもよくなります。主任研究者が、認定臨床研究審査委員会にかければ、共同研究施設はすべてその傘の下に入ることができるのです。ただ、各施設においては、副作用などが生じたときは、自分の施設の長に報告する義務が生じます。認定臨床研究審査委員会は、全国の主だった施設で設立され開催されていますが、認定臨床研究審査委員会を持つには、一定の要件があるので注意が必要です。ちなみにわれわれの J-TASTE 試験は、2019 年 3 月までが、1 年の猶予期間ですので、それまでに認定臨床研究審査委員会にかけて承認を得る予定になっています。この認定臨床研究審査委員会で承認されるためには、試験計画書やモニタリング計画書、監査計画書などに加えて、製薬メーカーとの利益相反関係の開示が特に大切になります。

▶ TIPS 5

　臨床研究において、エンドポイントを何にするのかは大変大きな問題です。でも、ある意味簡単で、エンドポイントは、医療・医学のなかで、皆さん方が何を見たいか、つまり何を結論付けたいか、によります。エンドポイントをぶれないように定めるということは、あなたがアイスクリームを食べたいときに、ぜんざいを買いに行っても仕方がないわけで、アイスクリームを食べたいときにアイスクリームが欲しいということを主張するのと同じです。

　私たち、Sodium-Glucose Cotransporter-2 Inhibitors（SGLT2 阻害薬）を用いた前向き並行群間薬剤介入臨床研究を行っています[198]。（事務局長は、吉原史樹先生（現　国立循環器病研究センター部長））です。SGLT2 阻害薬に腎保護作用があることは、大規模臨床研究にて明らかにされていますが、心不全を伴う糖尿病を有する患者さんにおいて、SGLT2 阻害薬が尿アルブミン量を低下させるか否かは明らかでありません。心臓と腎臓の間には連関があることが

知られていること（心腎連関、Cardio-renal syndrome）、SGLT2 阻害薬に心不全発症抑制作用があることから、SGLT2 阻害薬が心不全において腎臓障害を改善できればその心腎連関を介して心不全をよくしたかもしれないという仮説が成り立つことが明らかになります。

　エンドポイントには、プライマリーエンドポイント（主要評価項目）とセカンダリーエンドポイント（副次評価項目）があります。通常、臨床研究では、プライマリーエンドポイントは 1 つだけ設定します。もしくは、同じ事象を異なった側面から見るために、エンドポイントをどうしても 2 つ置くことはあり得ます。例えば心筋梗塞サイズをエンドポイントとしたときに、CPK など心筋逸脱酵素量と、心機能をエンドポイントに置くことはぎりぎり許されます。しかし、例えば、心機能改善と腎機能改善という全く異なった医学のパラメータを、2 つとも同時にプライマリーエンドポイントにはおけません。というのもエンドポイントを 2 つにしたときに、どちらのエンドポイントで症例数設計をするかで、必要症例数が異なるからです。症例数の設計ができなくなります。1 つの研究で 1 つの結論が原則です。結論が 2 つ欲しければ、2 つの臨床研究をするべきです。

　セカンダリーエンドポイントは、プライマリーエンドポイントで優位差がつかなかった時のバックアップとして設定するものと考えている方がおられるかもしれませんが、そうではありません。プライマリーエンドポイントがポジティブと立証されたときに、そのメカニズムやさらに詳細な解析を行うためのものです。たとえば、プライマリーエンドポイントに、心血管死＋非致死性心筋梗塞＋非致死性脳卒中と 3 ポイント MACE（major adverse cardiovascular events）に置いたときに、その"こころ"はその薬剤たとえば SGLT2 阻害薬が心血管系の障害に対して効果があるかを見たいというところにあります[199]。3 ポイント MACE とは、FDA（アメリカ食品医薬品局、Food and Drug Administration）がある薬剤が心疾患系障害に対して効果があるか否かを検討して、その薬剤を正式にその疾患に使用してもいいというお墨付きを与えるときのためのエンドポイントです。でも、これではその薬剤がどのエンドポイントに作用して positive な結果を出したのかわかりません。

さあ、医学研究をはじめよう！

そこでセカンダリーエンドポイントとしては、心血管死、非致死性心筋梗塞、非致死性脳卒中、腎不全への回避率などを置くわけで、これらを解析することにより、その薬剤がどのようなメカニズムでプライマリーエンドポイントのpositive を得ることができるかわかるのです。たとえば、心不全の改善に腎機能改善が関与するか否かを知りたかったら、腎不全への回避率はもちろんクレアチニンの上昇率などセカンダリーエンドポイントに入れておけばいいわけですし、その薬剤が心臓リモデリングを改善して心不全を良くしているという仮説なら、左室拡張末期容積の変化率または変化量をセカンダリーエンドポイントに入れればいいわけです。

▶ TIPS 6

臨床研究では、なにか通常ではないことが生じたときに、その対応があらかじめ記載されている手順書を作成しておくことが大切です。データモニタリング手順書、統計解析手順書、監査手順書、事務局手順書などで、それらの手順書に従って、臨床研究を行うことが大切です。

その大本は、試験計画書で、これを綿密に作成する必要があります。すべてのことは、試験計画書に従って行い、試験計画書に書かれていなければ、予想外の出来事に対応できません。たとえば、「1 年後に心エコーで判断する」とあったときに、1 年とは 365 日なのか、366 日なのか不明ですので、1 年は365 日とするか、または 52 週としたほうがいいわけです。では「52 週後に心エコーを施行する」と記載するとします。これで、問題ないかというと、このように決めてしまうと、始まった日からきっちり 52 週後に来院いただかなくてはいけないことになります。実際そのようなことは不可能です。52 週後となると、ある特定の 1 日になってしまいます。猶予期間を設ける必要があります。52 週の前後 4 週間は OK です、などと記載しておく必要がありますよね。

「入院後 12 時間以内に、薬剤投与を開始する」とプロトコールに記載したときに、入院の定義を決めておかないといけませんね。「入院とは、日をまたいで病院に滞在すること」と定義したら、23 時 59 分に来院して、翌日の 0時 1 分に病院から出ていった患者さんも入院となります。それなら、「入院とは、病院に 24 時間以上治療のために滞在すること」と定義したほうがいいか

178

もしれません。

では、入院時刻はどうでしょう？　患者さんが入院のために来院した時間か、医師が入院許可をした時間か、病棟の看護師が、患者さんの入室時間を記載したその時間か、実際患者さんが病室に足を踏み入れた時間か、ということです。特に多施設で行う臨床研究では、全ての言葉の定義を厳密に決めておかないといけませんよね。ちなみに、この入院時間は、どれでもいいのですが、あとから確認しやすい「病棟の看護師が、患者さんの入室時間をカルテに記載したその時間」としました。

どれも、私たちの臨床研究で、問題になった事柄です。万人が、その試験計画書をよんで、誤解なく、同じような行動がとれるようにしておくことが必要です。

9–4 臨床研究の展開

私たちの臨床研究に戻ります。私たちのアデノシン臨床研究は、結局うまくいかなかったのですが、当時私のグループで基礎研究をしていた平田明生先生（現　大阪警察病院副部長）・南野哲男先生が、エリスロポエチンに心筋保護効果があることを、イヌを用いた動物実験で見出しました[200]　図9-1　。エリスロポエチンは、赤血球造血因子ですが、抗アポトーシス作用、フリーラジカルスカベンジャー作用や血管造成作用があるため、虚血性心不全に効果があるのではないかと考えたわけです。しかし、この基礎研究で見出された真実も、大規模臨床研究に展開するとなかなかうまくいきません[201]。

また、アデノシンの下流にはK_{ATP}チャネルがあることは基礎研究で触れましたが、そのK_{ATP}チャネルはミトコンドリアにも存在します。ミトコンドリアには Permeability Transition Pore（PTP）が存在し（MPTP）、その開口は，ミトコンドリアの膜電位を調節しているといわれていますが、このMPTPが開口するとチトクロムCの遊離を起こしてアポトーシスを誘導することはよく知られていますし、また，MPTP開口阻害薬であるシクロスポリンAが虚血再灌流障害を抑制するとの報告があります。また、K_{ATP}チャネル開口薬は、

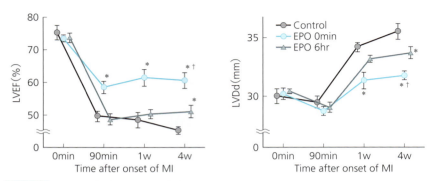

図 9-1　麻酔開胸犬の心筋梗塞モデルにおけるエリスロポエチン（EPO）の効果

MPTPを抑制して心筋保護効果をもたらすことが知られています。その基礎研究の成果を受けて、臨床への展開を私の古くからの友人Ovize教授が挑みました。Ovize教授はフランス人ですが、黒髪でアラン・ドロン似のイケメンです。いまどき、アラン・ドロンといっても知らない方が多いと思いますが、その結果が 図9-2 の通りです[202]。シクロスポリンAは臨床的には全く効果がありません。

　基礎研究の成果が、なかなか臨床に演繹できないもどかしさを感じますよね。なぜうまくいかないかというと、ただ、医学における「基礎研究」の目的は、「生体における全ての現象を百科事典のように正確に記述すること」であり、「臨床研究」・「実臨床」はその基礎医学を応用しますが、その目的を「人類の幸福を追求すること」に置くものだろうと思います。つまりこれらの目的は異なるのです。基礎研究の中で生命の根源に関するような成果であっても、それを多くの因子が関与する臨床の場に持って行ったときに、その基礎研究で見出された因子はほかの因子の風圧に負けて飛んで行ってしまうのでしょう。たとえば、生命現象として大変大事なアポトーシス、それを引き起こすMPTPの開口、それを抑制するシクロスポリンA、どれも真実で、シクロスポリンAがMPTPの開口を抑制し、それがアポトーシスを抑制して心筋保護を図るということは真実です。でも、臨床の俎上にあげたときに、そのようなシクロスポリンの用量では効果が出ないかもしれない、実験では用量を増やすことがで

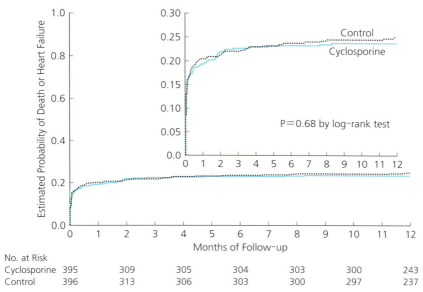

図9-2 ヒト急性心筋梗塞におけるシクロスポリン（cyclosporine）の保護効果
(Cung TT, et al. N Engl J Med. 2015; 373: 1021-31[202])

きますが、臨床ではシクロスポリンAの用量は副作用との兼ね合いでそれ以上量が増やせないかもしれないという齟齬が生じます。また、そもそもマウスやラットとヒトとは異なるかもしれません。さらに、アポトーシスを起こすのはなにもMPTPの開口だけではなく、ほかの因子でも生じること、また、実際の心筋梗塞で心筋障害を引き起こすのはアポトーシスよりネクローシスが多いわけで、その観点からヒトでの心筋梗塞の病態において、「生命現象として大変大事なアポトーシス、それを引き起こすMPTPの開口、それを抑制するシクロスポリンA、どれも真実で、シクロスポリンAがMPTPの開口を抑制し、それがアポトーシスを抑制して心筋保護を図る」という基礎研究の真実は、実際の臨床現場では大変些少なものになっているかもしれませんね。100点満点中の1点でも真実ですが、臨床的有用性が発現するには、10点必要であれば、1点では臨床現場ではその効果が出てこないということです。

でも、今回はそのような問題ではありませんでした。実は、シクロスポリン

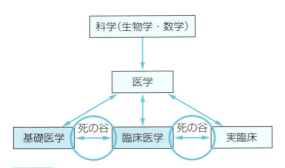

図 9-3　医学と基礎研究、臨床研究、実臨床との関係

A はヒトの心筋梗塞の病態で心筋梗塞サイズを縮小していたのです[203]。でも、このヒトを用いた研究では症例数が少なかったので、それを大規模研究に進展した時に統計学的問題から十分に再現できなかった可能性や、心筋梗塞サイズが縮小しても、その生命予後には関与しなかったという可能性など、いろいろと考えられます。統計学的問題点とは、少人数の結果がたまたま偶然に false positive に出てしまった可能性があるということです。図 9-3 にある基礎医学、臨床医学、実臨床の間は「死の谷（death valley）」と呼ばれており、超えるのがほぼ不可能な深い谷があるといわれています。ここを越えるのはなかなかのパワーが研究者にもいりますし、その研究者が発見した素材そのものにも必要だということですね、

　death valley とは、米国 California 州東部および Nevada 州南部にある乾燥盆地のことで、そこでは植物が育たないことで有名です。このことから、death valley は資金的なリソースなどの不足や法律、制度などの外的要因なども含めて、基礎研究が応用研究に、または研究開発の結果が事業化に活かせない状態を指すようになりつつあるそうです。ただ、最近、この death valley にも草が生えつつあるということで、私どもの医学研究も、ぜひそうでありたいものだと思います。

Ⅲ　臨床研究編

J-WIND への道

そこで私、考えました、どのように、この death valley を乗り越えるかと。

まず、候補薬剤について、①実臨床で通常使用する薬剤の用量を用いて、②臨床で生じている病態と同じような心筋梗塞の病態を作って、基礎研究で評価し（前臨床）、③それを少人数の心筋梗塞の患者さんにご協力いただいてその有効性を検証し（治験でいうところの第 2 相）、④その結果を受けて、大規模研究でプライマリーエンドポイントを心筋梗塞サイズにおいて、セカンダリーエンドポイントを生命予後に設定して（治験でいうところの第 3 相）検討しようという作戦をとりました。

10-1 治験を手本にする -1

ここで、少しだけ治験について説明します。治験とは、もともとは「治療の臨床試験」の略です。「薬の候補物質」は、最初に動物で効果や毒性についての試験（「非臨床試験」）を実施し、その効果と毒性の程度を確認してから、「治験」に進みます。治験の歴史を語る上でかかせないのが、ヘルシンキ宣言です。

ヘルシンキ宣言とは、「世界医師会が 1964 年に、それまでバラバラな基準で臨床研究が行われていたり、また人体実験で臨床研究が行われていた歴史を鑑みた上で、被験者の人権・安全を最優先にして、これらが侵されることがないことを保証した上で治験を行おうと決めた倫理規範のこと」を言います。このヘルシンキ宣言の規範を元に、1996 年に GCP「医薬品の臨床試験の実施の基準に関する省令」が定められました。この省令が現在まで改正を加えられ今

さあ、医学研究をはじめよう！

日の治験の基準になっております。ですから、治験は「薬・人・国（厚生労働省）が認めている」というこの3点が揃った臨床研究のことを言います。

　治験では下記の3つの段階（相（そう）またはフェーズと呼ばれます）があり、順番に各段階での安全性や有効性を確認しながら開発を進めます。「治験」として実施した各試験の結果は、承認申請の際、厚生労働省に提出する資料になります。

- 第1相（フェーズ1、P1）…少人数の健康成人で、ごく少量から少しずつ「薬の候補物質」の投与量を増やしていき、安全性について調べます。
- 第2相（フェーズ2、P2）…薬の候補物質が、効果を示すと予想される比較的少人数の患者さんを対象に、有効性、安全性、使い方（投与量・投与方法など）を調べます。
- 第3相（フェーズ3、P3）…多数の患者さんで、有効性、安全性、使い方を確認します。

　私たちもこの薬剤の開発方法を手本にすることにしました。

10-2　治験を手本にする -2

　では、次に候補薬剤の選択です。虚血プレコンディショニングには early phase、late phase プレコンディショニングがあり、それを中心で司っているものがアデノシン、NO で両方ともが強い心筋保護効果があることから、やはりこのラインで攻めていきたいと考えました。でも、私は、製薬メーカーの人間ではないので、新しい薬剤を作ることはできません。また、仮に新しい薬剤を薬学部と共同で創薬したとしても、治験をするだけの資金もパワーもありません。というのも実際に治験をしようと思うと、その費用として数十億円、場合によると100億円を超えることすらありえます。とすると、国から資金を得て医師主導型臨床研究で行わざるをえません。また、薬剤については、既存の薬剤であり、しかも急性心筋梗塞に使用しても保険で認められる薬剤を選択する必要があります。

　アデノシンの下流は K_{ATP} チャネルですので、細胞質・ミトコンドリア両方

184

の K_{ATP} チャネルを開口するニコランジルを候補にしました。不安定狭心症、急性心不全で適応がとれていますので、急性心筋梗塞であれば両方とも包含しているのでいいだろうと考えました。さらに、NO ですが、その下流を考えると cyclic GMP-potein kinase G が司ることが知られています。そこで、それと同じようなものを調査してみますと、ANP にぶちあたりました。ANP も cyclic GMP-potein kinase G を介すること、急性心不全で適応が取れているとのことで、急性心筋梗塞で急性心不全を合併している症例をエントリーすればいいのではないかと考えました。また、ある意味、急性心不全は急性心筋梗塞に包含されることから、ほとんどの急性心筋梗塞症例をエントリーできるのではないかと考えました。

　そこで、基礎研究をします。通常、イヌを用いた急性心筋梗塞の実験は、40 分とか 90 分とかの心筋虚血を作成して、そのあと 6 時間再灌流して、心筋梗塞サイズを測定します。なぜ、40 分とか 90 分の虚血にしているかというと、虚血時間が比較的短く、薬剤の効果が出やすいということを私たちは経験的に知っているからです。死にかかっている心筋細胞を薬剤で助けやすい時間がちょうど 40 分とか 90 分の虚血時間なのです。例えていえば、100 人全員が三途の川をわたってしまっていれば、いくら治療しても誰も助けられないし、100 人全員三途の川を渡る前であれば、だれも病気になりませんから、当然薬の効果が出ません。半分以上が三途の川の中にいてある薬剤がそのうちの半分の方を現世に戻すことができるのなら、25 人助かることになり、梗塞サイズで言えば 100％ を 75％ に低下させることができることとなり、結果が見やすいのです。

　でも、実際の臨床では、急性心筋梗塞を症例において、いくら早くても PCI（percutaneous transluminar intervention、急性心筋梗塞の臨床における再灌流療法）までに 3 時間はかかってしまいます。患者さんが、胸が痛いと言い出して、これはおかしいと、救急車を呼んで、救急車が病院に患者さんを搬送して、そこで心電図の検査や血液検査をして、心筋梗塞だと診断されて、そこで循環器専門の医師や看護婦が呼び出されて、患者さんとその家族に病状を説明して、やっとカテーテル検査にこぎつけて、そこで PCI です。場合によると 6

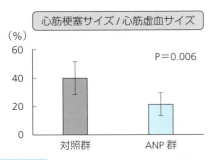 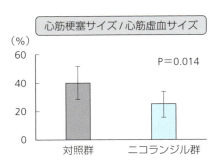

図 10-1　J-WIND 研究の前臨床試験
麻酔開胸犬による carperitide（ANP）のニコランジルの梗塞サイズ縮小効果

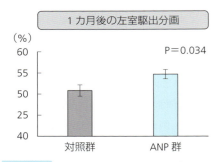 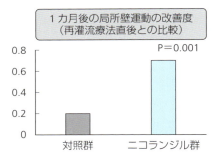

図 10-2　J-WIND 研究以前の臨床試験
急性心筋梗塞による carperitide（ANP）およびニコランジルの心筋保護効果
(Hayashi M, et al. J Am Coll Cardiol. 2001; 37: 1820-6 [204]) /
Ito H, et al. J Am Coll Cardiol. 1999; 33: 654-60 [205])

時間以上かかることもありますよね。
　そこで、あえて実験でイヌの3時間虚血・6時間再灌流による心筋梗塞をつくり、ニコランジル、ANPの効果を検討しました。幸い両方の薬剤とも心筋梗塞サイズを3時間虚血でも小さくすることができました 図 10-1 。これで勇気づけられて P2 に入ります。P1 はすでに健常人での安全性について製薬メーカーが検討しているからです。さらに、ラッキーなことに、すでに P2 としての先行研究がありました。滋賀医大の蔦本先生らが ANP を少人数の急性心筋梗塞の患者さんに投与すると慢性期の心機能が改善すると報告しています

Ⅲ　臨床研究編

し[204]、大阪の桜橋渡辺病院におられた伊藤先生が、ニコランジルを急性心筋梗塞の患者さんに投与すると慢性期の壁運動異常が改善すると報告しています[205]。

10-3　次にするべきこと

では、これですぐに大規模研究に進んで行きましょう、というわけにはいきません。次の事柄をまず準備しなければいけません。

● 1. 資金調達

研究資金は必要不可欠です。これは、ラッキーなことに厚生労働省研究補助金事業の 21 世紀型医療開拓推進研究事業に申請していたのですが、これが運よく当たりました。「虚血・再灌流における心筋保護に関する大規模無作為薬剤効果比較試験」というタイトルで申請していました。この研究費が私たちにとって都合がよかったのは、この補助金が臨床研究をするための予算だったので、人件費が豊富についていた点です。この研究費獲得には、先輩の宮武邦夫先生（元国立循環器病研究センター副院長）がご尽力くださいました。

● 2. 事務局の設定

誰がこの臨床研究を手伝ってくれるのか？　当然、私 1 人ではできないので私のグループの中で有志を募りますと、南野先生、朝倉先生、金智隆先生（元国立循環器病センター医師、現　きむ循環器・内科医院院長）、浅沼先生、新谷泰範先生（現　大阪大学医科学准教授）が参画してくださり、事務局に井原さんが、CRC として柳さんが参画してくれました。また、国のお金が当たったため、病院の事務も気を使ってくれて、病院内に小さな部屋を用意してくれました。当時の運営局長の矢野周作先生と病院長の友池仁暢先生に感謝です。

● 3. CRO の選定

次に大事なのは、支援業者を決めることです。この研究の支援を外注すると数億円お金がかかります。そのような研究費はないので、どうしようかと思っていました。ちょうど、日本国内でも臨床研究をしなくてはいけないとのことで、日本公定書協会が格安でお手伝いいただけるとのことで、EDC の作成、

さあ、医学研究をはじめよう！

データ蓄積のサーバー、ホームページ作成などしてくださることになりました。東大の山崎力先生が担当してくださいました。ただ、日本公定書協会は、モニタリングや監査はできないとのことでしたが、臨床研究の支援という観点からは大いに助かりました。日本公定書協会は、現在はその法人名を「医薬品医療機器レギュラトリーサイエンス財団」と変更して、医薬品・医療機器の品質、有効性・安全性の確保・向上に寄与することを目的として、国際的視野をもって、引き続き、わが国のレギュラトリーサイエンスの推進を図っておられます。

● 4. 試験計画書などの作成

試験計画書の作成が、一番大変でした。試験計画をうまくたてないとエントリーが進みませんし、逆に適当にするとエントリーは入りますが、何の結論もつけられなくなりますので、過不足なくエントリークライテリア、エクスクルージョンクライテリア、評価項目などを決めていきます。そしてそれを、論文化するとともに、国内（http://www.umin.ac.jp/ctrj/）および海外（http://www.clinicaltrials.gov/ct/gui/）の臨床研究登録サイトに登録します。今後は、IRCT に登録する必要がでてきます。これらのいずれかに登録しておかないと、論文化できません。このような試験をしますよ、ということを世界に向けてオープンにしますから、試験の内容、実施状況が白日の下にさらされます。試験名は、J-WIND: Japan-Working Groups of Acute Myocardial Infarction for the Reduction of Necrotic Damage としました。この名前は、日本の臨床研究に新しい風（wind）を吹かそうという願いを込めて、新谷先生が命名してくれました。まず、国立循環器病センター内の倫理委員会を通します。介入研究でしたから、厳しく審査していただきましたが、無事に通りました。公定書協会の統計家の先生が症例数の設定をしてくださいました。イヌのデータと滋賀医大や桜橋渡辺病院のデータから、1,200 症例あればニコランジル vs プラセボ、 ANP vs プラセボ、の検討で有意差が出るはずだとしてくれました 図 10-3 。

● 5. 試験体制の構築

学会などいろいろな場を借りて参加を病院や大学の先生に呼びかけます

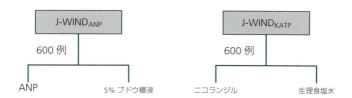

図10-3　J-WIND 研究デザイン

(Minamino T, et al. Circulation J. 2004; 68: 101-6[206] /
Asakura M, et al. Circ J. 2004; 68: 95-100[207])

図10-4 。特に大事なのが独立データモニタリング委員会（Independent Data Monitoring Commiittee：IDMC）です。IDMC はこの試験研究参加者以外の方々から構成されていますが、この試験を外から観察しており、場合によると、この試験研究を中断させたり中止する権限を有します。試験の中間でのデータ、データ進捗状況など定期的に運営事務局・運営委員会は IDMC に報告する義務を有します。

　それ以外に、エンドポイント判定委員会、副作用・有害事象判定委員会などによりそのイベントが本当にエンドポイントなのか判定いただき、また、副作用や有害事象を判断する委員会も作ります。

● 6．エンドポイント収集

　本研究はエンドポイントが心筋梗塞サイズの指標である CPK 総和量、心筋梗塞の強さをあらわす左室造影から求めた左室駆出分画でしたので、採血データを中央解析し、また、すべての左室造影を盲検下で読むために、中央解析委員会を作りました。運営委員会とは独立しておかないといけないので、われわれのところの大学院生がその作業に当たりました。瀬口先生、分野先生、明石先生、岡崎先生、山本先生です。

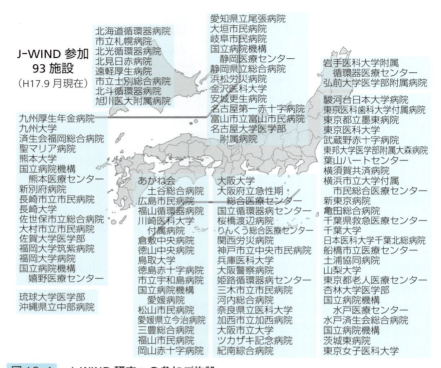

図10-4　J-WIND研究への参加ご施設

(Kitakaze M, et al. Lancet. 2007; 370: 1483-93[208])

●7. キックオフ会議・症例エントリー促進会議

　これで晴れて、全施設の先生方にお集まりいただいて、全体会議を開催します。全体会議は3時間にもわたる長丁場でした。試験の概要、EDCの使いかた、エンドポイントのデータ収集などいろいろな作業があるからです。でも、このあと年に2～3回は症例エントリー促進会議をします。このようなエントリー促進会議を定期的に開催しないと、参加施設の先生方がなかなかやる気が充足せず、エントリーが滞りがちになるからです。

●8. デザイン論文作成

　そこでこれまでの仕事をデザイン論文にします。このように自分たちの工程

III　臨床研究編

を形にしておくことは大変大切です[206, 207]。

● 9. COI の管理

　これは今となっては特に重要な問題となります。もし、この J-WIND 研究が製薬メーカーの資金で動いていたら COI（利益相反）が生じますので、自由に研究できない事態が生じたかもしれません。この研究は国の研究費で運用できましたから、大きな制約がなく研究できた点が大変良かったです。ただ、進捗状況の精査や成果の発表は大変厳しく求められました。原資が税金ですから、仕方がないことです。現在、製薬メーカーの資金を用いて行う特定臨床研究では、いつまでに何症例エントリーするというマイルストーンが設定されております。このマイルストーンが守れないと資金提供がうち切りになるため、やはり大変です。

10-4　J-WIND の成果

　患者さんのエントリー開始（first patient in: FPI）から 1,200 症例を超える患者さんのエントリーが終了する（last patient in: LPI）を経過し、その最後の患者さんのフォローアップが終了するまで（last patient out: LPO）4 年かかりました　図 10-5 。平均すると毎日毎日 1 症例ずつ入ったことになりますから、急性心筋梗塞の患者さんへの介入ということから考えるとなかなか立派なものです。胸が痛い痛いとおっしゃっている患者さんを対象にして試験参加の同意をとるわけですから、この研究にご参加いただいた患者さんや先生方CRC の方々には深く感謝しています。

　図 10-6, 7 がその結果です[208]。驚くことに、ANP では心筋梗塞サイズが縮小し、慢性期の心機能がよりよく改善するというデータが出ましたが、ニコランジルでは、そのような効果が認められませんでした。Forest plot でどのような方に ANP の効果が出やすいかを検討しますが、このプロットでみても特にどのような患者さんで ANP が効きやすいというわけではなく、まんべんなく ANP の効果が認められているのがわかります　図 10-8 。この forest plot というのは、このプロットが森の木のように見えるからだといわれています。さ

さあ、医学研究をはじめよう！

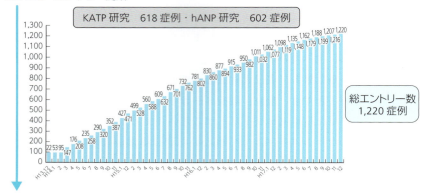

図 10-5　J-WIND 研究の進展状況

(Kitakaze M, et al. Lancet. 2007; 370: 1483-93[208])

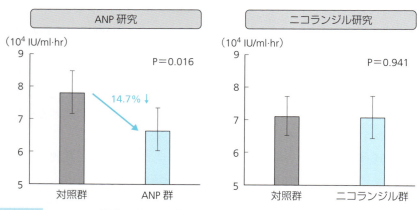

図 10-6　J-WIND 研究の結果―プライマリーエンドポイント

(Kitakaze M, et al. Lancet. 2007; 370: 1483-93[208])

らに、セカンダリーエンドポイントとして設定していた再灌流障害も、ANPが抑制しましたが、ニコランジルでは抑制できませんでした 図10-9 。また、

III 臨床研究編

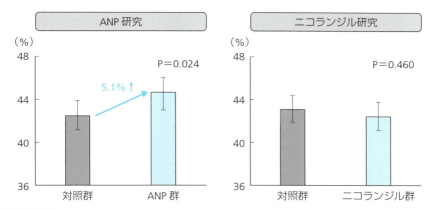

図 10-7　J-WIND 研究の結果—プライマリーエンドポイント
(Kitakaze M, et al. Lancet. 2007; 370: 1483-93[208])

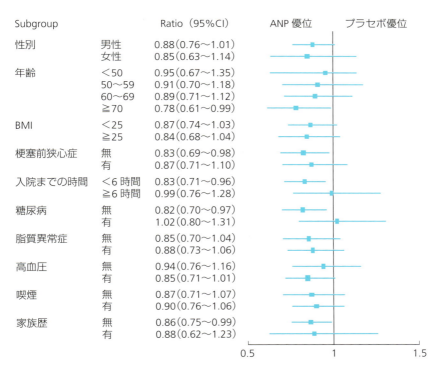

図 10-8　J-WIND 研究のプライマリーエンドポイントに対する forest plot
(Kitakaze M, et al. Lancet. 2007; 370: 1483-93[208])

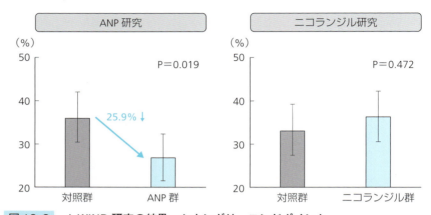

図 10-9 J-WIND 研究の結果—セカンダリーエンドポイント

(Kitakaze M, et al. Lancet. 2007; 370: 1483-93[208])

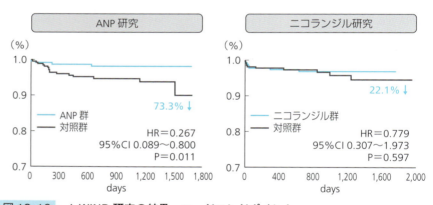

図 10-10 J-WIND 研究の結果—ハードエンドポイント

(Kitakaze M, et al. Lancet. 2007; 370: 1483-93[208])

　キーオープン後の後付解析での結果では、ANP ではその予後が改善しますが、ニコランジルはその予後を改善できませんでした 図 10-10 。つまり、ANP には心筋梗塞サイズを縮小して、その予後を改善することが明らかになり、そのメカニズムに再灌流障害の抑制が強く関与することが示されたわけです。

　いまさらながら、この研究がよくできていると思うのは、ANP とニコラン

ジルを独立して比較した点だろうと思います．両方とも結果がポジティブに出ても，ネガティブに出ても試験の妥当性を少し疑うところがあるかもしれません．両方ともポジティブなら，どのような薬剤でもそのような結果が出てくる試験ではないかと思われますし，両方ともネガティブなら，これらの研究が症例数が足りないとか，その計画に欠陥があるのではないかと思われてしまします．これに対して，今回のように，1つがポジティブに出るということは試験計画の妥当性を示していますし，もう1つがネガティブに出るということは，その試験計画が妥当であるなら何でも効果があるという結果は出ませんよ，実際ニコランジルは効かないですよ，と主張できるわけです．この論文がLancetに通った1つの理由だろうと思います．

実は，この論文が出る1年前の米国心臓病学会（The Annual Meeting of American Heart Association）のLate Braking Clinical Trials Sessionで講演させていただきました．Late Braking Clinical Trials Sessionで日本人としては2人目の発表だったと思います．1つ目は神戸大学の横山教授のご発表でEPAのご研究でした．図10-11 は私の雄姿です．これでは普通の発表と変わりませんが，少しカメラを引くと 図10-12 のようにみえ，もう少し引くと 図10-13 のようにスライドの画面が全部で10面以上あり，10,000人を超える聴衆がおられました．さすがに10,000人の前でお話しすることはめったにありません．そのあと， 図10-14 にあるように記者会見（press conference）です．学会の最中なのですが，朝の8時からあります．多くのメディアの方が

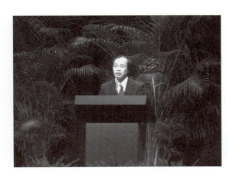

図10-11　米国心臓病学会のLate Braking Clinical Trial Sessionで発表

さあ、医学研究をはじめよう！

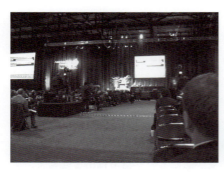

図 10-12　米国心臓病学会の Late Braking Clinical Trial Session で発表

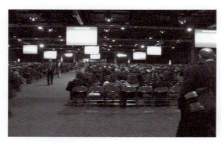

図 10-13　米国心臓病学会の Late Braking Clinical Trial Session で発表

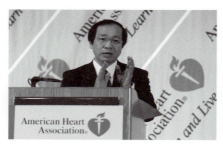

図 10-14　米国心臓病学会の Late Braking Clinical Trial Session 後の記者会見

矢継ぎ早に質問し、それに対して答えています。その中で印象に残っているご質問は、

"Do you believe that your results are applicable to the US patients?"

"Yes, I think so, because the pathophysiology of myocardial infarction is not different in AMI patients in the US and Japan. But you should test it in the US patients to apply our results in the US."

すこし、胸のすく瞬間でした。

10-5　J-WINDに続くもの

　この、J-WIND研究に気をよくして、立て続けに2つの医師主導型臨床研究を行いました。1つはABC研究、もう1つがPPAR研究です。これらを総称して、私たちJ-WIND2研究と呼んでいます。これは、陳旧性心筋梗塞を対象として、もし耐糖能異常があれば耐糖能異常改善薬であるαグルコシダーゼ阻害薬が、もし軽症糖尿病があれば心血管保護が証明されているピオグリタゾンがその予後を改善するかしないか検討するものでした 図10-15 。αグルコシダーゼ阻害薬は、心筋梗塞のない耐糖能異常の方に投与すれば、プライマリーエンドポイントである糖尿病への進展を予防でき、しかもセカンダリーエンドポイントとしての心血管イベントを抑えることができたというデータがあるために[209]、心筋梗塞を有する患者さんでも同等のデータが出るはずと考えたのです。ABC研究には国内の125施設の先生方にお入りいただきました 図10-16 。1,500症例をエントリーする予定でしたが、中間解析を設定しておりましたので、中間解析を独立データモニタリング委員会（IDMC）にしていただきました。長い時間待たされて、しかも途中で統計家の濱崎先生が実薬

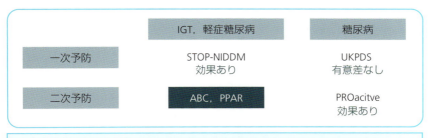

図 10-15　ABC PPAR 試験の位置づけ
(Asakura M, et al. Cardiovasc Drugs Ther. 2017; 31: 401-11[210] / Asakura M, et al. Nihon Rinsho. 2010; 68: 887-91[211])

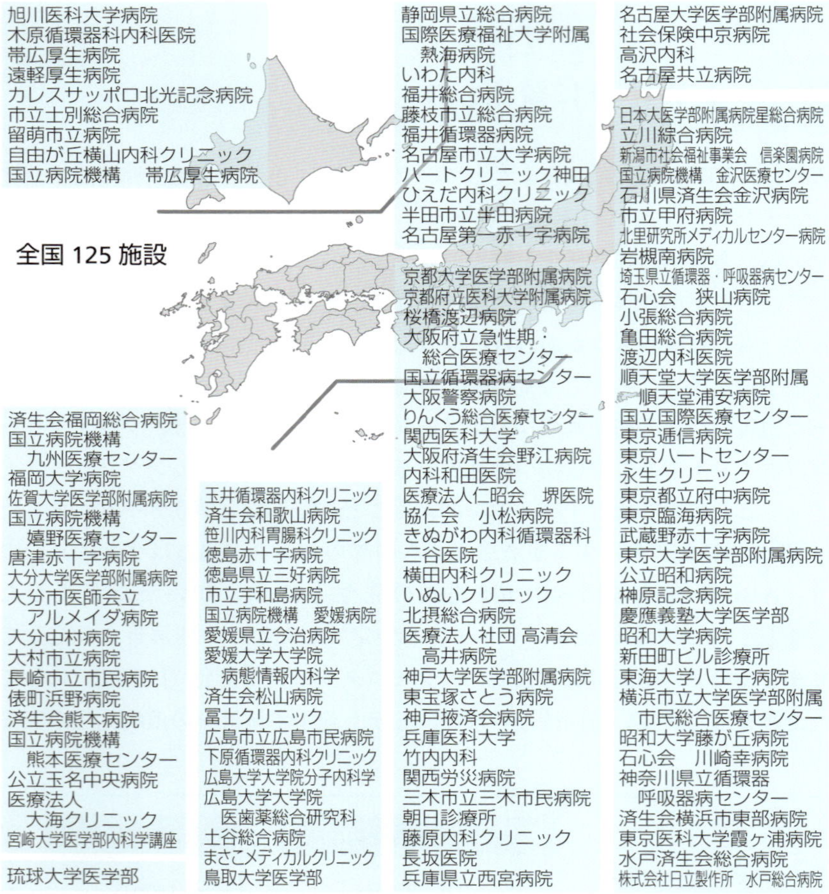

図 10-16 　ABC 研究の参加ご施設

全国 125 施設

旭川医科大学病院
木原循環器科内科医院
帯広厚生病院
遠軽厚生病院
カレスサッポロ北光記念病院
市立士別総合病院
留萌市立病院
自由が丘横山内科クリニック
国立病院機構　帯広厚生病院

静岡県立総合病院
国際医療福祉大学附属
　熱海病院
いわた内科
福井総合病院
藤枝市立総合病院
福井循環器病院
名古屋市立大学病院
ハートクリニック神田
ひえだ内科クリニック
半田市立半田病院
名古屋第一赤十字病院

名古屋大学医学部附属病院
社会保険中京病院
高沢内科
名古屋共立病院

日本大学医学部附属病院星総合病院
立川綜合病院
新潟市社会福祉事業会　信楽園病院
国立病院機構　金沢医療センター
石川県済生会金沢病院
市立甲府病院
北里研究所メディカルセンター病院
岩槻南病院
埼玉県立循環器・呼吸器病センター
石心会　狭山病院
小張総合病院
亀田総合病院
渡辺内科医院
順天堂大学医学部附属
　順天堂浦安病院
国立国際医療センター
東京逓信病院
東京ハートセンター
永生病院
東京都立府中病院
東京臨海病院
武蔵野赤十字病院
東京女子医科大学附属病院
公立昭和病院
榊原記念病院
慶應義塾大学医学部
昭和大学病院
新田町ビル診療所
東海大学八王子病院
横浜市立大学医学部附属
　市民総合医療センター
昭和大学藤が丘病院
石心会　川崎幸病院
神奈川県立循環器
　呼吸器病センター
済生会横浜市東部病院
東京医科大学霞ヶ浦病院
水戸済生会総合病院
株式会社日立製作所　水戸総合病院

京都大学医学部附属病院
京都府立医科大学附属病院
桜橋渡辺病院
大阪府立急性期・
　総合医療センター
国立循環器病センター
大阪警察病院
りんくう総合医療センター
関西医科大学
大阪府済生会野江病院
内科和田医院
医療法人仁昭会　堺医院
協仁会　小松病院
きぬがわ内科循環器科
三谷医院
横田内科クリニック
いぬいクリニック
北摂総合病院
医療法人社団 高清会
　高井病院
神戸大学医学部附属病院
東宝塚さとう病院
神戸掖済会病院
兵庫医科大学
竹内内科
関西労災病院
三木市立三木市民病院
朝日診療所
藤原内科クリニック
長坂医院
兵庫県立西宮病院

済生会福岡総合病院
国立病院機構
　九州医療センター
福岡大学病院
佐賀大学医学部附属病院
国立病院機構
　嬉野医療センター
唐津赤十字病院
大分大学医学部附属病院
大分市医師会立
　アルメイダ病院
大分中村病院
大村市立病院
長崎市立市民病院
俵町浜野病院
済生会熊本病院
国立病院機構
　熊本医療センター
公立玉名中央病院
医療法人
　大海クリニック
宮崎大学医学部内科学講座
琉球大学医学部

玉井循環器内科クリニック
済生会和歌山病院
笹川内科胃腸科クリニック
徳島赤十字病院
徳島県立三好病院
市立宇和島病院
国立病院機構　愛媛病院
愛媛県立今治病院
愛媛大学大学院
　病態情報内科学
済生会松山病院
冨士クリニック
広島市立広島市民病院
下原循環器内科クリニック
広島大学大学院分子内科学
広島大学大学院
　医歯薬総合研究科
土谷総合病院
まさこメディカルクリニック
鳥取大学医学部

（Asakura M, et al. Cardiovasc Drugs Ther. 2017; 31: 401-11[210]）

群と対照群のデータが逆になっていないか聞きに来られ、なぜそのように時間がかかるのか、なぜ、そのようなデータの確認があるのか、試験結果をみてわかりました。結果は「無効中止」でその結果 図 10-17 です。実薬群と対照群の間に差がなく、また、どちらというと有意差はありませんが、実薬群のほうが対照群よりカプランマイヤー（Kaplan-Meier）曲線が下回っています[210]。

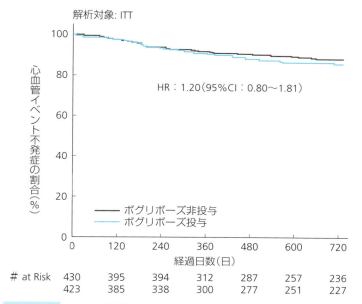

図 10-17　ABC研究の結果―プライマリーエンドポイントに対するカプラン-マイヤー曲線

(Asakura M, et al. Cardiovasc Drugs Ther. 2017; 31: 401-11[210])

　カプランマイヤー法は，「死亡」「生存」など2値のアウトカムの時間の経過に伴うリスクの推移を考慮に入れながら，介入治療など曝露の効果を解析するときに広く用いられます．図 10-18 にある Forest Plot でも、どのようなサブグループにおいてもこの薬剤は効果がないことがわかります．でも、これも大きな教訓です．心筋梗塞になる前の方は耐糖能異常が心血管イベントの大きなリスクですが，心筋梗塞を起こしてしまった方にはもはや耐糖能異常を改善するぐらいではその予後はよくならないということがわかったということです．ここで、PPAR研究の結果が待たれるところでした[211]．私たちの共同研究において、ピオグリタゾンは、脳卒中へのリスクが高い方に対して改善しないという結果があるため[212]，PPAR研究の結果は楽しみでした．しかしながらその期待もむざんに打ち破られました．図 10-19 に示すようにピオグリダンは陳旧性心筋梗塞を有する軽症糖尿病症例において、心血管イベント発生を抑制し

さあ、医学研究をはじめよう！

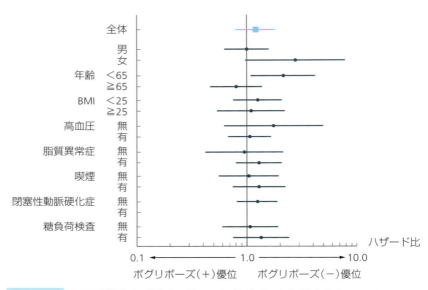

図 10-18　ABC 研究のプライマリーエンドポイントに対する forest plot
(Asakura M, et al. Cardiovasc Drugs Ther. 2017; 31: 401-11[210])

ないことが示されてしまいました[213]。

　それ以降、われわれは、J-TASTE 研究[185]、DAPPER 研究[198]、TOPLEVEL 研究など多くの医師主導型臨床研究を行い、世界に向かって日本初のエビデンスを作ろうとしているところです。この J-TASTE 研究、TOPLEVEL 研究は、私が基礎研究で追いかけてきた心臓の弛緩・拡張特性にターゲットをあてた研究です。どのような薬剤が心臓の弛緩・拡張を改善できるかを検証する研究です。基礎研究から出てきた疑問や成果を、臨床研究で検証していける幸福感を今味わっているところです。基礎研究の考え方が、臨床研究にわれわれを向かわせうるか否か、楽しいですね。本当ですよ、1つの研究グループが基礎研究と臨床研究を直列にできることはなかなかないですよ。そのような方向性も皆さん方、ぜひ、目指してください。

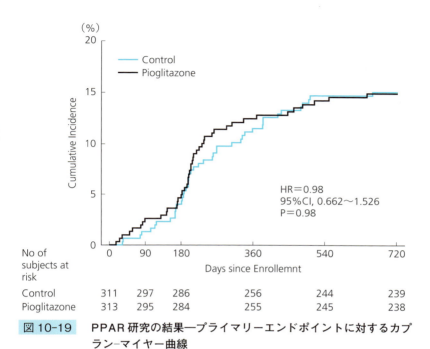

図 10-19 PPAR研究の結果—プライマリーエンドポイントに対するカプラン-マイヤー曲線

(Asakura M, et al. EClinical Medicine 2018 ; 4-5: 10-24[213])

11

Ⅲ　臨床研究編

J–WIND を超えて EARLIER へ

　J-WIND 研究が Lancet に載り、大変うれしく思い何とかこのデータを患者さんに届けることができないかと、考えました。臨床研究は、臨床上の事実を確認することにより臨床医学に貢献するものですが、それと同時に治療に役立たないといけません。薬剤が治療に役立つためには、薬機法（医薬品医療機器等法の略称で、正式には「医薬品、医療機器等の品質、有効性及び安全性の確保等に関する法律」といいます。以前の薬事法が平成 25 年 11 月に改正。大きな改正点は、再生医療に関する再生医療等製品の規定が新設された点）で医薬品と定義されないといけません。ANP は、法的には急性心不全にしか使用できず、急性心筋梗塞には適応がありません。とすると、ANP を急性心筋梗塞に使用してもいいという許可をとる必要があります。その臨床研究を治験といいます。治験をしない限りは、ある薬剤をある疾病に使用してもよろしいという許可が厚生労働省から出ないのです。

11–1　治験とは何か

　治験とは、新しい「くすり」や「健康食品」が国の承認を得るために安全性や有効性を確認するために行う臨床試験のことです。「治験」は厚生労働省が定めた基準〔医薬品の臨床試験の実施の基準：GCP（Good Clinical Practice）〕に従って行われます。薬は、"良くも悪くも身体に影響を及ぼすもの"です、どんな薬を使おうが確実に安全だということはありません。その為に、国が認めた厳しい基準をクリアした薬でないと医師は保険診療内で処方ができませ

んし、製薬メーカーは販売が行えません。ただ、医師は、自費診療であれば、国が認めていない薬剤を患者さんに投与することは可能です。しかし、その時にその薬剤により患者さんに副作用が生じれば、その責任はその薬剤を投与した医師の責任となります。でも、治験を行い厚生労働省が正式に認めた薬剤を、その添付文書の通り使用して副作用が出た場合は、その責任は国が負います。医薬品について、いろいろ裁判が行われて、国が患者さんに大きな金額の保証をした、という話はよく聞きますよね。

　私たちの J-WIND 研究は、治験として研究を行っていませんから、当然、急性心筋梗塞で使用してもよろしいという許可は出ません。ただ、薬剤使用の認可を得るには治験以外に「公知申請」という制度があります。これは承認事項一部変更承認申請の一形態であり、日本における医薬品について、外国での承認・使用実績および根拠となる資料が入手できる際に、科学的根拠に基づいて公知であると認められ、臨床試験の全部または一部を新たに実施することなく効能または効果などの承認が可能となる制度のことです。その目的は、医薬品の承認が欧米より遅れているドラッグ・ラグにより、日本で医薬品が承認されていない用法などで用いられる適応外使用を解消することです。つまり、多くの臨床研究のデータがあれば、治験をしなくても薬剤に適応が認められるというものです。たとえば、ビソプロロールという β 遮断薬があります。海外の多くのデータでビソプロロールが心不全に有効だということが判明しており、海外では心不全という病気に使用してもよろしいという許可が出ていました。それを受けて製薬メーカーがビソプロロールを用いて心不全で適応をとるという治験を始めていたのですが、治験の途中で厚生労働省が「公知申請」を受けてビソプロロールに心不全の適応を認めました。というのは、治験を始めてから終わるまで数年はかかるために、その間日本の心不全の患者さんに対してビソプロロールが使えないのはよくないという厚生労働省の判断が働いたものです。海外で適応が取れている薬剤が日本で使えないことを「ドラッグ・ラグ」といいます。

　ドラッグ・ラグには 2 つの側面があります。1 つは、他の国では発売されているのに、日本では発売されていないという「未承認薬の問題」です。例えば、

世界の医薬品市場における売上高上位100品目の中に、自国で未発売の医薬品は、2010年の場合、日本では11品目もありました。アメリカ、イギリスは2品目でしたから、それらと比べると日本では未発売の医薬品が多いわけです。もう1つは、日本でも発売されてはいるものの、発売までに要した期間が、他の国よりも長かった、というラグ（遅延）のことです。

11-2　私が愕然としたわけ

　10年以上も前のことです。実は、ファイザー製薬から、薬剤使用について情報提供がありました。海外では、エプレレノンという高血圧で使用する薬剤が、心筋梗塞後の心不全に使ってもいいようになったとのことでした。その時に見せていただいたデータが、EPHESUS試験のものでした[214]　図11-1 　。この論文は、私たちの論文が出る数年前にNew England J Medに刊行されたもので、この論文に記されたデータでもって海外では、エプレレノンを心筋梗塞後の心不全の患者さんに使用してもいいという適応が取れたというものでした。私たちのJ-WIND試験のデータでもって「ANPを心筋梗塞の患者さんに使用してもいい」という適応が取れないのに、なぜ、EPHESUS試験のデータ

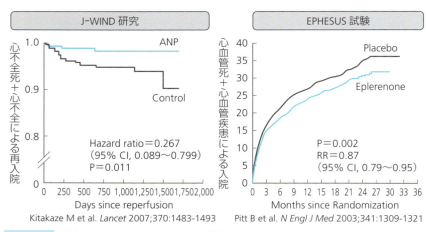

図 11-1　J-WIND研究とEPHESUS研究の比較

でもって「エプレレノンを心筋梗塞後の心不全の患者さんに使用してもいい」という適応が取れるのか不思議でした。

そして調べてみますと、愕然とした事実がわかりました。つまり、海外の臨床研究の成果で、学会の Late Breaking Clinical Trial のセッションをにぎわせているいろいろな名前がついた臨床研究、それらはほとんどが数千人の規模、場合によると数万人の規模でなされて、しかも Lancet、New England J Med、JAMA など一流の雑誌に載るようなものは、そのほとんどが治験であったということがわかったからです。つまり、製薬メーカーがバックについていて、その資金で、臨床研究でも一番レベルの高い治験として行われているわけです。

日本では治験と臨床研究は全く別のものとしてとらえられています。厳密には、治験は臨床研究の中に含まれるものですが、われわれの認識は、治験は製

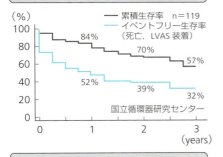

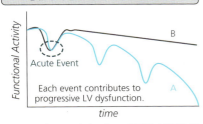

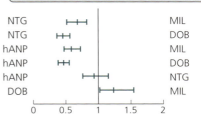

図 11-2　EARLIER 研究の背景

薬メーカーが行うもので、臨床研究は医師が自ら行うものというものです。でも、治験でも医師主導型治験がありますし、臨床研究でも製薬メーカー主導型の臨床研究がありますので、厳密には、必ずしもその認識は正しくはないのですが、「ほぼ」正しいといえましょう。ところが、海外では治験という言葉さえありません。試しに「治験」の英訳を調べてみてください。「Clinical Trial」と訳されています。つまり、治験＝臨床研究というのが海外の構図なのです。

とすると、私も、医師主導型治験を行うべきではないかと思い始めるようになりました。平成22年4月にちょうど厚生労働省から新しい臨床研究の打診があり応募しました。まず、臨床研究のプロトコールを作成するということでしたので、いろいろ考えて、急性心不全に対するエプレレノンの作用にフォーカスをあてることにしました。 図11-2 に示すように、重症心不全の予後は大変悪いこと、急性心不全を経験するたびに心不全は増悪すること[215]、急性心不全の心筋保護を考えた治療方法がないこと[216]、心不全の急性期にアルドステロンが高値を示すこと[217]、アルドステロン拮抗薬が心不全に効果があるという動物実験のデータをわれわれが有していること[218, 219] などがその背景です。

11-3 EARLIER 研究の始動

そこで EARLIER 研究と名付けた研究を正式に行うことにしました。「心筋保護を考慮した新しい急性心不全治療薬としてのエプレレノンの有効性を検討する臨床試験」(Efficacy of Early Initiation of Eprelenone Treatment in Patients with Acute Heart Failure: Double-blind, Randomized, Placebo-controlled, Multi-center Trial)（EARLIER 治験）という研究名にしました。その研究資金を得るために、何度も厚生労働省に出向きました。資金は、当然数十億円必要となります。厚生労働省医政局研究開発振興課に出向きますと、自分のところでは、数千万円のグラントしかつけられないので、日本医師会治験促進センターの医師主導治験の活用を薦められました。日本医師会治験促進センターはその職員の多くが厚生労働省からの出向で、その研究資金は厚生労働省科学研究費でし

た．審査委員長の高久文麿先生（東京大学名誉教授）の前でプレゼンして，そのプレゼンの出来によりグラントがつくかどうか決まります．その前に，PMDA の事前面談→医師主導治験の可能性を相談します．それが平成 23 年 1 月のことです．PMDA は大変好意的で，ぜひやってくださいと後押ししてくれました．そこで，意を強くして，平成 23 年 5 月日本医師会治験促進センター治験推進研究事業の審査委員会でプレゼンをしたところ，幸いグラントをつけていただき，治験を始める準備が整いました．

　税金が投入されていますから，企業とは独立した動きをしますが，最終的には企業から適応拡大申請が行われますので，企業の了解も必要です．企業にしてみれば数十億円かかる治験費を国が提供してくれて，さらにわれわれが治験をするのですから濡れ手に粟のように思えるのですが，必ずしもそうではありません．というのは，適応拡大申請のためにお金がかかるのと，適応が取れればその製品の情報提供をしなければならず，それなりにお金がかかるからです．でも，製薬企業の方も了解してくださり，治験事務局，治験調整委員会，イベント判定委員会，IDMC が構成されて，外部 CRO を依頼しました．
図 11-3 が試験デザインです．医師主導型治験の成績と EPHESUS 試験の成績の一貫性の確認のために 図 11-4，300 症例のエントリーが必要だというこ

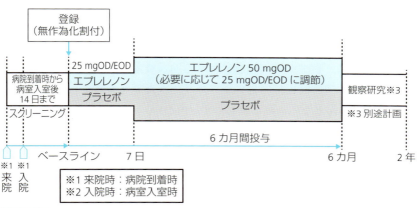

図 11-3　EARLIER 試験の試験デザイン

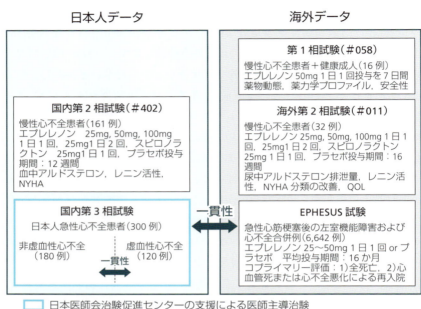

図11-4　EARLIER 治験の申請に向けて
医師主導治験の成績と EPHESUS 試験の成績に一貫性があることが重要

とになり、国の行う医師主導型治験としては過去最大級のものとなりました。
　平成24年1月、ここまで下準備した段階で、PMDA の対面助言に行きました。助言費用はどれぐらいだったと思いますか？　なんと600万円です。2019年1月現在、通常規模の治験に対する助言費用は1,000万円になっているそうですよ。国（厚生労働省）から降りてきた研究費をまた国（PMDA）に戻すので、なんとなく奇妙な感じです。PMDA も非常に好意的にわれわれの試験計画を認めてくださり、CRO と EDC の作成、治験薬の配布などこまごまとした準備をして平成25年6月に初めての患者さんがエントリーされました（first patient in）。プラセボと実薬はファイザーアメリカからの提供です。急性心不全300症例は気が遠くなるほど大変でしたが、平成29年10月に300症例目の患者さんがエントリーされ（last patient in）、平成30年4月に最

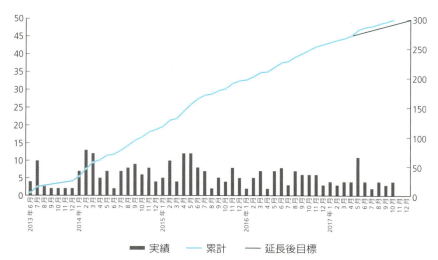

図11-5　EARLIER治験症例登録の推移

後の患者さんの薬剤投与期間が終了し（last patient out）図11-5、あとはPMDAとの対面助言および薬事申請を待つだけとなりました。研究の開始から、実に10年近い歳月が流れています。この研究には、朝倉正紀先生と伊藤慎先生（国立循環器病研究センター室長）の2人が事務局長として頑張って下さいました。最高レベルの臨床研究を体得できた反面、なかなか大変だったので、医師主導型治験をもう少しコンパクトにできる方策がないのかと思う昨今です。

IV

基礎研究と臨床研究の融合

12

Ⅳ　基礎研究と臨床研究の融合

新しいタイプの臨床研究は？

　私のこれまでの臨床研究のパターンを見ていただくと、成功しているように思う方がおられるかもしれませんが、反省すべき点が多々あります。

12–1　J-WIND 研究の反省

　J-WIND 研究は、実は、仮説通りに進んでいません。私の基礎研究からの提案はアデノシンでした。で、アデノシンの代わりにニコランジルを用いたわけですが、そのデータはネガティブで、予備的に採用した ANP がポジティブに出たのですから、基礎研究がそのまま translation されて臨床研究に進展したわけではないのです。

　また、J-WIND 研究の次のバージョンとして行った ABC 研究は、αグルコシダーゼ阻害薬を耐糖能異常の方に使うとポジティブだったので、そのアナロジーで心筋梗塞後の耐糖能異常の方に使ってもポジティブに出るはずだろうと予測して行ったものが、大外れです。PPAR 研究も同様です。

　9-1（p.168）に述べたように、臨床研究へのヒントは、「基礎研究の成果を臨床研究に応用」、第二は「従来の臨床研究のヒント→新しい臨床研究の創設」でしたが、どちらも実はうまくいっていなかったところに、臨床研究の奥深さを感じます。では、どうすればいいのでしょうか？　第三の方法論はどうしますか？

212

IV　基礎研究と臨床研究の融合

12–2　基礎医学と臨床医学の往還

　問題は、「基礎医学」「臨床医学」「実臨床（ART、技術）」とある中で、まず、基礎研究と臨床研究をどのようにとらえるかが問題となります。この枠組みの中で大切なことは、医学においてはその実学的特性から、臨床現場から端を発する必要があるということです。あえていうなら、臨床で役に立つものが医学の主流になるということです。基礎医学で実臨床でたった今現在役に立たないことは大事ではないのかというという問いに対しては、それは将来に役に立つかもしれないし、その基礎研究の土台のもとに臨床で役に立つ研究が生まれるかもしれないので、基礎研究をおろそかにはできないのですが、臨床現場が第一義的なのです。とすると、私は、臨床現場で生じていることにヒントを得て、そこから基礎医学でその事象の確からしさを証明し、その成果を臨床の場で展開をするのがベストな医学・医療における科学化戦略ではないかと思います。その方法論を 図 12-1 に示します。すべて臨床の事実から物事を始めようというものです。

　例えば 図 12-1 の 4 にある臨床のサンプルです。私のグループは、ヒト不全心筋サンプルバンクを構築して、DNA チップを用いた解析を行い、生命情報データを用いた生命医学の仮説の構築を目指しました。臨床での不全心筋で生じていることをすべての遺伝子を検索することにより、その全容を遺伝子発現のレベルでつまびらかにして、そのデータから基礎研究を行いました。その結果、HB-EGF が心肥大・心拡大・心不全と関連すること[13] や、新規心不全

実臨床・臨床医学と基礎医学の往還

1. 実臨床からのヒントから
2. 疾病モデル動物から
3. 臨床での疾病家系から
4. 臨床サンプルから
5. カルテのデータから

図 12-1　いかにして心不全の病態解明・治療法開発に還元できる基礎研究を行うか？

さあ、医学研究をはじめよう！

関連遺伝子 MLCK3 を見出してきました[180]。また、アディポネクチンが心不全と関連することから、その下流にある AMPK にターゲットを絞り、AMPKの基質として微小管関連蛋白 CLIP170 を同定し、その機能解析を微小管と関連づけて行ってきました[175]。これらの心不全における MLCK、AMPK、CLIP170 は、これまで全く報告されていなかったもので、この成果を臨床医学でその重要性を検証しつつあります。つまり、すべての病態を構成する臓器のゲノムの情報から、どのようなことがその臓器で生じているかを、全ゲノムの観点から網羅的に解析し、基礎医学の手法を駆使して解析し、そしてその情報を利用して、医療に還元しようというスタイルです。具体的にゲノムのデータをいかに臨床につなげようとしているかお話しします。

12–3　ゲノムデータから基礎研究に戻りそこから臨床への展開

　第5章でお示ししたように、われわれは、DNA マイクロアレイ解析による不全心筋による遺伝子発現解析を行い、そのデータを臨床データと突合することにより、心不全関連遺伝子をみつけようとしました[180]。これは葉山ハートセンター　磯村正先生（当時）との共同研究でした。表5-1（p.119）は、磯村先生からいただいた心筋サンプルを頂戴した患者さんの臨床プロファイルです。すべての遺伝子発現を検討し不全心筋を得られる前に測定された肺動脈圧、左室駆出率、BNP レベルと相関して遺伝子発現レベルが変化する遺伝子の中に、とくに心不全患者の肺動脈圧とよい相関を示し発現誘導される心筋特異的遺伝子を、同定しました 図5-2 （p.121）[180]。ミオシン軽鎖キナーゼであることがわかり、このキナーゼを心筋型ミオシン軽鎖キナーゼ（cardiac myosin light chain kinase＝cardiac MLCK）と命名しました。多くの基礎研究をしましたが、何より心不全の病態と密接にリンクしていることから、臨床的重要性も強く示唆されます。そこで、この基礎研究から循環器疾患の診断薬や治療薬を作って臨床に役立てようとする臨床研究へ入ります。つまり、この研究の発端は、ヒト不全心筋の遺伝子発現のビッグデータから、臨床指標と相関するという方法でのマイニングで、心不全関連遺伝子を同定して、その遺伝子

の心不全における役割を明らかにし、臨床研究に進めていこうとするものです。

12-4 カルテデータから基礎研究に戻りそこから臨床への展開

臨床研究においても、医療情報を収集して、重要因子を選別し、それらに焦点をあてた研究を行っています。これは 図12-1 の項目5にあたります。例えば病院では、心不全症例のカルテデータをすべて収集し、心不全関連因子の探索研究を行っています。そのカルテのデータを集めて、決定木法（decision tree method）などのデータマイニング法を用いた解析結果から、H_2受容体遮断薬、インスリン抵抗性改善薬、食後高血糖治療薬、プロトンポンプ阻害薬（PPI）など、思いもよらなかった薬剤が心不全を改善しうることを示してきました。さらに基礎研究でそれらの効果を確認して、それを、再度、臨床の場で確認するため、薬剤介入試験で証明しつつあります。

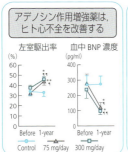
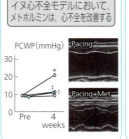
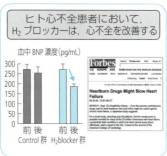

図12-2 心不全症例のカルテのデータのマイニングから出てきた成果

また、糖尿病治療薬のみならずヒスタミン H_2 受容体拮抗薬が、心不全症例の予後を改善するとのデータが出てきます 図12-2 。ヒスタミン H_2 受容体拮抗薬は、胃潰瘍の薬剤であり、心臓の薬ではありません。当初、この連関は、統計学的解析により、たまたま偶然出てきたものか、または、心不全で抗血栓の意味としてバイアスピリンを投与されている例が多いので、その時に胃潰瘍にならないためにヒスタミン H_2 受容体拮抗薬を投与することにより出てきたのではないかと考えました。つまり、ヒスタミン H_2 受容体拮抗薬→心不全改善ではなく、心不全→バイアスピリン投与→ヒスタミン H_2 受容体拮抗薬投与と因果関係が逆になっているのではないかと考えました。

そこで、基礎研究へ立ち返り、2つのことを調べようとしました。まず、①心不全を有する心筋でヒスタミン濃度が増えるのか、②そもそも心臓や血管にヒスタミン H_2 受容体が存在するのか、ということです。これは、私たちが実験するまでもなく、すぐに文献的に明らかになりました。 図12-3 に心不全を有する心筋においては、ヒスタミンを蓄積している肥満細胞数が、増加していることがわかります。さらに、ヒスタミン受容体の分布を調べてみると、ヒ

不全心筋電顕像

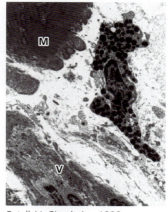

PatellaV. Circulation.1998

ACSの責任血管

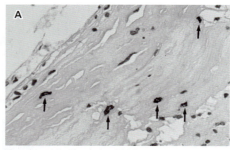

Kaartinen M, Circulation1996

- 不全心筋（拡張型心筋症，虚血症心筋症）にて Mast cell が増加している．
- ヒトの急性冠症候群（ACS）の責任血管の冠動脈で Mast cell が増加している．

図12-3　不全心筋や心筋梗塞を起こすような血管での肥満細胞の動態

IV 基礎研究と臨床研究の融合

H₁ 受容体	:	内皮細胞（平滑筋弛緩），気管支（気管支平滑筋収縮），腸管（収縮），知覚神経（痛み，痒み），副腎髄質（カテコラミン遊離）
H₂ 受容体	:	血管内膜平滑筋（平滑筋弛緩），心臓（陽性変力作用，陽性変時作用），外分泌腺（胃壁細胞の胃酸分泌促進）
H₃ 受容体	:	中枢神経ヒスタミンニューロン（シナプス前性にヒスタミン遊離を調節）
H₂ 受容体	:	359 個のアミノ酸からなる細胞膜 7 回貫通型受容体 Gs 蛋白を介してアデニル酸シクラーゼと共役（ATP→cAMP→PKA）

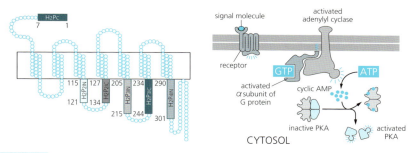

図 12-4 ヒスタミン受容体の種類とその作用

スタミン H₂ 受容体は胃粘膜だけでなく、心血管系に豊富であることがすでに知られています[220, 221]　図 12-4 。確かに、ヒスタミン H₂ 受容体遮断薬の Drug Information（DI）を調べてみると、QT 延長に注意、低血圧に注意などと、ヒスタミン H₂ 受容体遮断薬が心血管系に作用していることを示唆する文言が出てきています。さらに、ヒスタミン H₂ 受容体の下流は、cyclic AMP-protein kinase A であることが明らかになりました[222]　図 12-5 。この時日がとても大切なことなのは、カテコラミンが cyclic AMP- protein kinase A を心筋細胞で活性化することにより、Ca^{2+} 過負荷をきたして細胞死を引き起こすことからすぐにわかります。カテコラミンによる β 受容体刺激は、cyclic AMP- protein kinase A を活性化し、この経路を抑制する β 遮断薬に心不全改善効果が存在するならば、ヒスタミン H₂ 受容体遮断薬がヒスタミン H₂ 受容体を遮断することにより心不全に対して改善作用が出てきても不思議ではありません。

そこで、この臨床での観察・事実が真実であるか否かを検討するため、基礎

さあ、医学研究をはじめよう！

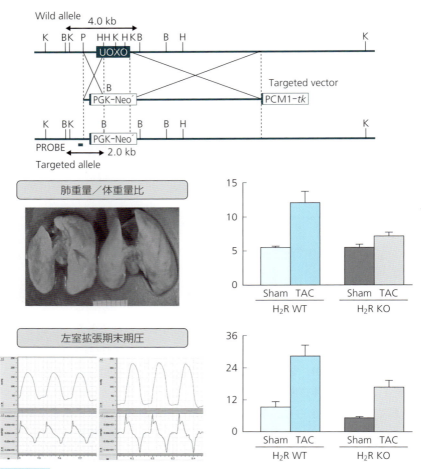

図 12-5 　ヒスタミン H_2 受容体拮抗薬の心血管疾患治療への応用—ヒスタミン H_2 受容体 KO マウスを用いた検討

(Zeng Z, et al. Clin Sci (Lond). 2014; 127: 435-48 [223])

研究を行います。まず、一番確実なヒスタミン H_2 受容体ノックアウトマウスを用いた実験をすることにしました。薬剤を用いた研究では、ヒスタミン H_2 受容体遮断の効果ではなく、薬剤の非特異的な効果ではないかと言われるからです。色々文献を検索して情報を収集すると、東大の消化器内科でヒスタミン

IV 基礎研究と臨床研究の融合

H₂受容体ノックアウトマウスが作られていることがわかり、早速東大消化器内科にコンタクトをとると、ヒスタミンH₂受容体ノックアウトマウスをお分けしていただけるとのこと。早速、そのマウスを用いて実験しました。TACモデルにおいて、ヒスタミンH₂受容体ノックアウトマウスでは心不全の程度は軽いことから、ヒスタミンH₂受容体遮断が、心不全軽減に作用する可能性が示されました[223]。

そこで、ヒスタミンH₂受容体遮断薬に心筋保護効果・心不全改善効果があるか否かについて、イヌ心筋虚血再灌流障害モデルで、検討しました[224]。その結果、ヒスタミンH₂受容体遮断薬は、心筋梗塞サイズを縮小することが明

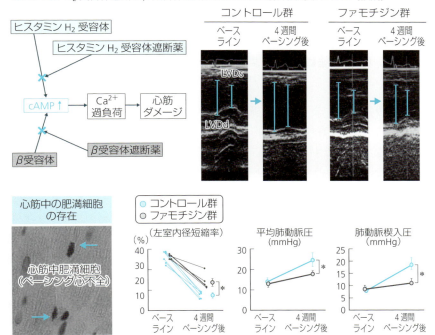

図12-6　ヒスタミンH₂受容体拮抗薬の心不全改善作用―犬による検討
(Takahama H, et al. Basic Res Cardiol. 2010; 105: 787-94[225])

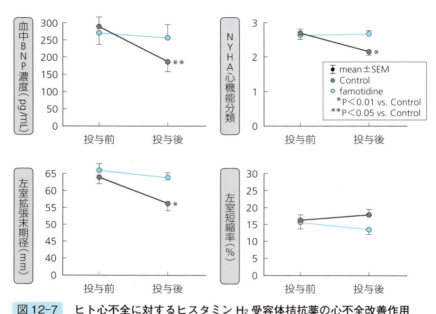

図 12-7 ヒト心不全に対するヒスタミン H_2 受容体拮抗薬の心不全改善作用
（Kim J, et al. J Am Coll Cardiol. 2006; 48: 1378-84[226]）

らかになりました。さらに、イヌ心不全モデルでも検討しましたが[225]、やはりヒスタミン H_2 受容体遮断薬が、心不全による心機能障害を改善することが明らかになったのです 図 12-6 。これらのエビデンスから、ヒスタミン H_2 受容体遮断は心不全を改善することが基礎研究から明らかになったわけです。

もう一度臨床で、これが正しいか否かを検討します[226, 227]。少人数ですが、介入試験をしたところ、ヒスタミン H_2 受容体遮断薬が、心不全患者さんの心不全の病態を改善することを明らかにしました 図 12-7 、 表 12-1 。この話は大変インパクトがあったのか、FORBES に掲載されました 図 12-8 。なかなかタイトルがしゃれていますよね。Heart burn drugs might slow heart failure（胸焼けの薬は心不全の進行を遅くする）ですが、Heart と heart をかけているところが、にくいです。同様な研究は、この研究のあとからちらほらと出てきていますね[228]。

つまり、臨床の病態を網羅的に解析して、その得られた結果から基礎医学に

IV　基礎研究と臨床研究の融合

表 12-1　ヒスタミン H₂ 受容体拮抗薬の心不全改善作用

	Control Group (n=25)	Famotidine Group (n=25)
Age（years）	65±2	65±2
M/F（%）	16/9（64/36）	16/9（64/34）
NYHA functional class: II/III（%）	8/17（32/68）	10/15（40/60）
NYHA functional class（mean）	2.68±0.10	2.60±0.10
Hypertension（%）	4（16）	6（24）
Duration of CHF, y	11.2±1.7	13.2±2.3
Systolic blood pressure（mmHg）	113±3	112±3
Diastolic blood pressure（mmHg）	68±3	67±2
Heart rate（bpm）	83±3	83±2
Fractional Shortening（%）	15±1	15±1
LV diastolic diameter（mm）	65±2	64±2
LV systolic diameter（mm）	55±2	55±2
LA diameter（mm）	43±2	42±2
Pressure across tricuspid valve（mmHg）	33±3	36±3
Plasma BNP levels（pg/mL）	268±28	286±41
Concomitant drugs（number）（%） Digoxin	24（96）	22（84）
Diuretics	25（100）	25（100
Nitrates except spilonolactone	7（28）	4（16）
b-Blockers	25（100）	25（100）
ACE inhibitors	23（92）	21（84）
ARB	2（8）	4（16）
Spirpnoractone	10（40）	8（32）

（Kim J, et al. J Am Coll Cardiol. 2006; 48: 1378-84[226]）

持ち帰り、それをさらに臨床に戻す、このような "臨床現場と基礎研究の往還"
の概念こそが新たな医学を作りうるのではないかと思っています。

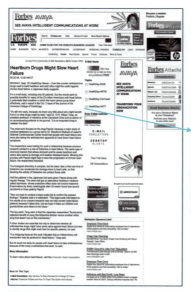

図12-8 ヒスタミンH_2受容体拮抗薬の心不全改善作用に対する反響。Forbesへの掲載

12-5　臨床現場と基礎研究の往還の先は

　われわれ、医療界で生きている人間にとって、旧来の医学に新しい医学をいかに積み重ねていくかが、大きなミッションであることは間違いありません。細菌学の進歩は、明らかに医学に大きな足跡を残しました。最近の分子生物学から始まって再生医学、遺伝子治療学も医学自体に大きなインパクトを残しました。

　一方、先ほどまで私が述べていた"臨床現場と基礎研究の往還"という考えも、多分医療関係者のコンセンサスではないかと思います。でも、そのあとの向かう方向が大切です。細菌学が素晴らしかったのは、臨床現場からの大きな問題点を基礎医学でその原因を見出し、そこから臨床試験から創薬につなげたことなのです。

何のための臨床試験か？　臨床におけるエビデンスをつくり、臨床に貢献することは、もちろん大事なことですし、内科学、外科学の教科書に私たちの臨床研究の成果が掲載されることは大事なことです。でも、それと同じように大切なことは、疾病に対する新しい診断法や治療法の開発です。そのための臨床研究を真剣に考えていく必要があります。インフルエンザウイルスの治験は、健常な方にインフルエンザウイルスを接種し、その薬剤がインフルエンザ発症抑制作用を有するか否かを検討します。ジェンナーの時代と同じことを、いま感染症の分野では治験として行っています。その臨床研究自体には、内科学の教科書に書かれるほどの、Lancet に掲載されるほどの臨床試験の意味合いはありませんが、その臨床試験の成果は「とてつもないほど」大切です。つまり、臨床試験は、出口を見据えた研究でないといけない、趣味の世界で生きてはいけないということなのです。基礎研究は自分の興味で始めることは、とてもいいことです。でも、臨床研究は違うのだということを、ここで申し上げたい。それは、まさしく「人体実験」を行っているからで、そのためにはより高い倫理性は当然のことながら、人類に対する「出口研究」としての貢献の可能性がないといけないということです。

　もう１つ、われわれが考えておかなくてはいけないことは、臨床研究は、統計科学の産物であるということです。臨床試験は、患者さんを２つの群に分けて、実薬とプラセボのどちらのほうがより効果があるか、を検討します。大きな前提は、人間は同じだということですが、同じのはずはありません。統計的になるべく２群の臨床上の特徴に差が生じないように割り付け因子などを持ち込んで、均等な２群をつくろうとしますが、限界があります。空気中の酸素や窒素の分子の動きでさえもばらつきがありますし、ブラウン運動でさえもばらつきます。物理学や化学でさえもばらつきがあるのですから、人のばらつきが出てくるのは仕方がありません。その中で、30％だけ感冒症状を改善できた、心不全の死亡率を改善できたとしても、その方法論が万全ではないことを肝に銘じておくことも大切です。臨床研究をしたから、万全というわけではないのです。

13

Ⅳ　基礎研究と臨床研究の融合

臨床研究から実臨床への道

　大規模臨床研究の先には、何があるのでしょうか?　大規模研究から、今後の治療のコンセンサスが生み出され、そこからガイドラインが出てきます。現在、われわれ医療従事者は、学会などによるガイドラインに従い、疾患の予防・治療を行っています。しかし考えてみるとそれらは平均的医療の提供であり、多様な病態の集合で、個々の患者ごとに異なる疾患表現型や並存疾患などの、病態の詳細な差異まで考慮した最適な医療の提供には成り得ていないのが現状です。表 13-1 は医学の方法論を示しています。実験医学と理論医学から、生体内でのある新規な事実を見出し、その結果をもとにして創薬に入り、治験や大規模臨床研究でそれを確認するというわけです。たいへん理路整然と物事は進んではいるのですが、逆にこのように医学研究が進んでいることにテーラーメイド医療の究極の姿である Precision Medicine に進めない理由があるのかもしれません。Precision Medicine とは、「Tailor-Made Medicine」のさらに進化した医療形態で、たとえばその患者さんの高血圧を最大限長生きできるレ

表 13-1　従来の医学研究の進め方

1. 実験科学（医学）
   心不全の患者さんではカテコラミンが増加
2. 理論科学（医学）
   カテコラミン心筋障害仮説を提唱
3. 創薬（実用）
   心不全治療薬として β 遮断薬を開発
4. 臨床研究（実証）
   大規模臨床研究・治験を実行

ベルの血圧を見出し、しかも最適な種類の、しかも最小量・最安価な薬剤で治療しようとする医療のことです。Precision Medicine は、2015 年 1 月にオバマ元米大統領の一般教書演説において、"Precision Medicine Initiative" が発表され、世界的にも注目されています[229]。Precision Medicine は個人のゲノム情報を含む患者個々の状態に応じた精密医療を意味します。そして、この Precision Medicine の実現には、ビッグデータ解析から得られる情報の活用がとくに重要となります。ビッグデータとはインターネットの普及やコンピュータの処理速度の向上などに伴い生成される、大容量のデジタルデータであり、Google や Amazon といった巨大なインターネット関連企業は、インターネットから収集した膨大なデータを解析することにより顧客の分析を行い、販売やサービスの向上を行ってきました。また天気の予測では、地表面を多数の規則正しく並んだ格子で分割して表し、気温、気圧、湿度、風速、風向などの観測データを、未来を予測する方程式に入力し計算することで正確な予測を実現しています 図 13-1 。つまり一般の世の中はビッグデータ解析の恩恵により生活水準が良くなってきています。余談ですが、Google は、碁のゲームソフト

最近の天気予報の正確な理由

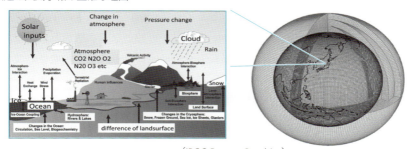

（IPCC Report Graphics）

気象庁は、日本列島上空を格子点に仮想して、おのおのの格子点の気象情報から流体力学に基づいた数式から日本列島各地の天気の予想をしている

図 13-1　数理科学を用いた自然現象の予測
(IPCC report 2007 AR4 CLIMATE CHANGE 2007: THE PHYSICAL SCIENCE BASIS Chapters 1 HISTORICAL OVERVIEW OF CLIMATE CHANGE SCIENCE FAQ 1.2, Figure 1. https://www.ipcc.ch/report/ar4/wg1/historical-overview-of-climate-change-science/)

研究もしており、AI として碁の名人に勝利しています。その論文はなんと「Nature」に掲載されています[230, 231]。

　一方、医療におけるビッグデータの活用は、現時点ではまだまだ初期の段階であるといわざるをえないところです。われわれが利用可能な、循環器領域のビッグデータとしては、急性期病院における入院支払いデータである DPC や全国の医療機関のレセプトを収集した National database、電子カルテデータ、臨床レジストリ、健診データなどや、ウェアラブル端末などにより収集される心拍数などの生体データや SNS（social networking service）から得られる膨大なデータも利用され始めています。またゲノミクス、プロテオミクス、メタボロミクスなどの各種オミックスデータも使用可能でありますが、十分に活用されていません。従来のデータ解析は、仮説主導の統計的手法で行われますが、一般的なビッグデータの解析は、データマイニングや機械学習といったデータ主導の手法を使用した解析がいわゆるマイニング（発掘）を目的に行われております。これらの解析により、死亡や心血管イベントの高リスクである患者を同定する予測モデルの作成、生活習慣病の同定や新たな心血管疾患の早期検出などの集団管理、疾病や治療反応性に対する解析さらに各種オミックス技術による新規バイオマーカー探索などに、運用されることが期待されます。最近の Nature Reviews Cardiology によると、ビッグデータ解析による予測モデルの活用などにより、Precision Medicine の運用が可能となり、医療転機の改善や医療資源の節約で年間数兆円の医療費削減が可能となることが示唆されています[232]。

　われわれのビッグデータ解析を用いた試みとしては、「数理科学」による検討の 1 例として、死亡または心不全増悪による再入院までの期間を予測する数式モデルの作成を行っています。「数理科学」の別の例として、また慢性心不全科患者における退院時血漿 BNP 値との退院後再入院確率の関係を BNP の産生・消費過程および心機能悪化度を加味した数式モデルを作成し、前向き登録した患者群の再入院発生率と、この数式から推定される再入院発生率を比較し相関を示しています。これらの試みは、ビッグデータから「数理科学」を用いて、普遍化された数式を作成して、それを Precision Medicine として、病気

の方に還元するというものです。さらにわれわれはこれまで佐賀県有田町において住民コホートを約 2,000 人で形成し、15 年間追跡調査し、これらの健診データ、疾病発症情報に加え、心エコー所見、血中 BNP レベルなどのバイオマーカーを収得し蓄積しており、高齢住民集団において心血管疾患が発症するプロセスをデータマイニングにより予後規定因子を探索し、予後予測の数式化を試みています。つまり、循環器疾患を有する患者さんの予後のみならず一時予防にも結びつけて Precision Medicine を国民に広く還元するものです。さらに集めてきたビッグデータから数理科学式を作成するのではなくて、ビッグデータを、直接データマイニングしてそこからの知識・事実を基礎研究で検証してその真実性を明らかとし、その成果を臨床の場で生かすということも Precision Medicine に強くつながるものと期待されます。つまり、Precision Medicine＝f（ビッグデータ）（f は関数で Precision Medicine はビッグデータより導き出されるという意味）ということで、ヘルスケアに還元できるものと考えております。

　われわれ医療関係者は、少しでも疾患の克服に役立つことができると信じて、基礎研究および臨床研究を精力的に行っております。しかしながら、これまでの基礎研究が「生物学」に、臨床研究が「統計学」と、異なった学問体系により成り立っており、お互いが相容れることなく行われてきていました。つまり、基礎研究の成果が直接実臨床での成果に結びついておらず、またこれまでの臨床研究も仮説に基づいた統計解析であり、そこから臨床研究などしようとしなかったところに問題があると思われます。今回提示したビッグデータ解析がもつ新たな研究手法としての可能性は大きく、今後さらなる活用と検証が行われることが期待されます。Precision Medicine＝f（ビッグデータ）の成就にはあたかもオーケストラのように指揮者のもとにメンバーが粛々とおのおのの持ち場の仕事をするという形式にする必要があります。スーパースターはいらない、みんながスーパースターであり縁の下の力持ちであるという構図も医療・臨床医学・基礎医学を包括する Precision Medicine＝f（ビッグデータ）が示すところであるように思います。この、ビッグデータを用いた研究については、最近の私の著書[233]をご参照いただけると幸甚です。

V

医学研究の意義

14

V 医学研究の意義

医療関係者が医学研究をする本当の意味は

　私、最近常に考えていることがあります。それは、なぜ、われわれは基礎研究なり臨床研究をするのだろうということです。ここまで、基礎研究なり臨床研究の重要性を述べてきました。「これらが、日本の医学・医療・産業を救うかもしれないし、これらを怠ると、今にアジア第一も怪しくなるぞ」と書いてきました。でも、なぜ、われわれは本来的に研究をするのか、その問いには答えていません。

　私たち医療関係者はなぜ医療を実行するのか？　これに対しては明確な回答があります。それは、もちろん、生活の糧を稼ぐということもありますが、医療を行使することは、明らかに人の役に立っているからです。困っている人、病んでいる人に対して一緒に横にいてアドバイスしてあげることができるからです。その医療を良くするために基礎研究・臨床研究を行うというのが、研究をするための理由かもしれません。

　そうだとすると、たぶんそれは、丸太棒を針の穴に通すぐらいの正しさしか無いのではないか？　なぜかというと、われわれが行っている基礎研究で臨床に役に立っているものはほとんどありません、残念ながら。実際、いくらNature や Science レベルの論文を書いても、そのような論文は、この10年間でたぶん何十万編も出ていますが、世の中なんて変わらないし、教科書を書き換える大発見はほとんどないのです。ほとんどの論文は図書館にお蔵入りです。でも、それ自体は、生物学を形成するには大事なことです。でも、何が大きく医学を変えましたか？　もちろん、CT、MRI、抗菌薬、高血圧治療薬などなど、医療を変えたものはたくさんありますが、医師主導で見つかって医療

の世の中を変えたものってほとんどありません。でも、そのかすかな可能性にかけて研究します、私もそうです。

　でも、それだけ？　いえいえ、ノーベル賞を取るような研究をする以外に、われわれ医師が研究をする2つの理由があります。1つは、研究は，医師となるための大きなステップなのです。もちろん、マウスの研究ができなくても、患者さんを診ることができますが、マウスの実験をする厳格な手法を使って臨床で治療に当たる必要があります。基礎・臨床研究は「結果オーライ」がありえますが、実際の臨床は、それでは困ります。医療というのは、医学という科学の再現性を期待した実学ですから。臨床が「結果オーライ」を容認するなら、実臨床は、呪術医でもできることになります。祈っても、確率的に何人かは助かりますから。もちろん、医療は、患者さんを病気としてみるのではなく、病人としてみなければならない包括的側面があります。しかし、病気自体に科学的に対峙する必要も当然あるわけで、その病態把握には基礎研究の手法がかならず必要なのです。

　もう1つは、研究は、人と人を結びつける平面です。3次元的に移動している人を2次元に落とし込めば、より濃密に人と交流せざるをえません。研究室、医局はそのような意味で大切なのですし、グループが違っても同じフィールドの研究仲間はcompetitorであっても仲良しです。もっといえば、研究者同士、お互い、楽しく仲良くやり、70歳でリタイアしても、いい友達関係でありたいと思う人をみつける、これに尽きるのではないかと思います。実際、研究人生、それしか残らない可能性がきわめて高いのです。だから、皆さん、いい私の友達でいてください。もし、われわれの仲間から、ノーベル賞候補が出ると私はもっと嬉しいです。

　ここまで、文章を書き終えた時、私のアメリカ人の友人のRobert Engler先生からメールが来ました。Engler先生は、私より15歳ぐらい年上で、Circulationの副編集長をされていた世界中の循環器病学会の重鎮です。彼からのメールを次に転記します。全く私と同じ事をスヌーピーの作者が書かれています。（　）内は、私の注訳です。

さあ、医学研究をはじめよう！

The following is the philosophy of Charles Schulz, the creator of the 'Peanuts' comic strip. （Charles Schulz はスヌーピーの作者です）

You don't have to actually answer the questions. Just read the e-mail straight through, and you'll get the point.

1. Name the five wealthiest people in the world. （5 人の最も金持ちの名前をあげて下さい）
2. Name the last five Heisman trophy winners. （ハイズマン賞はアメリカンフットボールの賞です）
3. Name the last five winners of the Miss America pageant. （pageant は美人コンテストです）
4. Name ten people who have won the Nobel or Pulitzer Prize.
5. Name the last half dozen Academy Award winners for best actor and actress.
6. Name the last decade's worth of World Series winners.

How did you do?

The point is, none of us remember the headliners of yesterday. （だれも過去の一流のたて役者を覚えてないでしょう！ ある分野で有名になっても、次の日にはだれも覚えていません、ということです）

These are no second-rate achievers.

They are the best in their fields.

But the applause dies.

Awards tarnish. （tarnish は色あせるという意味です）

Achievements are forgotten. （功績は忘れ去られてしまいます）

Accolades （褒賞） and certificates （免許状） are buried with their owners.

Here's another quiz. See how you do on this one:

1. List a few teachers who aided your journey through school.

232

V 医学研究の意義

2. Name three friends who have helped you through a difficult time.

3. Name five people who have taught you something worthwhile.

4. Think of a few people who have made you feel appreciated and special!!

5. Think of five people you enjoy spending time with.

Easier?（簡単でしょう！）

The lesson:

The people who make a difference in your life are not the ones with the most credentials（すばらしい経歴）..the most money...or the most awards.（あなたの人生を変えてくれる人は、すばらしい経歴の持ち主でもなくお金持ちの方でもなく、賞をたくさんとった人でもありません）

They simply are the ones who care the most.（あなたの人生を変えてくれる人は、あなたのことを大切に思ってくれている人です）

　すばらしいです。その通りですよね。これが、われわれが研究するもう１つの大きな理由であるかもしれませんね。医療の中で本当の人と人との深いつながりを得るためにわれわれ医療人は医療をするのかもしれませんね。これが緒言の追伸で書いた問題への解答です。

15

V　医学研究の意義

まとめ

　医学研究はとにかく面白い。皆さん方、きっとやみつきになります。そのなかでも、研究していてとくにうれしい瞬間をあげてみます。このうちのどれか1つでもぜひ皆さん体験してください。

1. 世界中で私しか知らない事実がある、という時間があること。ちょうど口の中で飴玉をごろごろとなめている瞬間と似ています。

2. 実験のデータを取りまとめた時に、まさしく思い通りのデータになっている時。でも、思い通りのデータになっていない時、もしくは真逆なデータが出た時は、その時は苦しいけれど長期的にみると甘露です。

3. データを取りまとめて、論文を書き始めて苦労してそれを書き終えた時。到達感があります。

4. 論文を投稿した時の達成感、それは清々しいものがあります。

5. 論文を投稿して投稿先から返事が返ってきたとき。今はメールですが昔は封筒でした。論文投稿後、2カ月ぐらいたつと、そろそろ返事が来るはずだと、医局のメールボックスに1日数回見に行きました。いまは、メールで返事が来るのですが、そのメールを開けるときのドキドキ感、これは、病みつきです。

6. 投稿論文に対する意見に対して対応をしている時。いかに相手を言いくるめようとするか、いかに相手に迎合するか、そのアンビバレンツな気持ちが楽しいです。戦略ですよね。勝つとうれしいし、負けたら悔しくて、次また頑張ります。

7. 投稿論文がアクセプトされた時。研究のクライマックスですかね。数日

間は、幸福感に浸れます。

8. 論文が形になって雑誌に出てきた時。昔は何冊もその雑誌を購入しました。でも、アクセプトされた時の幸福感は、どこかに消え去り、次の幸福感を求めて、研究再開です。

9. その分野で自分のデータがでそろい、自分の世界を作ることができた時。多分、一国一城の主になった気分になれます。

10. 研究成果で海外の学会から招請講演を依頼された時。世界の覇者になった気分になれます。

とにかくこれだけのメリットがあります。

最後に私と一緒に基礎研究、臨床研究を行ってくれた阪大、国循の先生方や看護師・薬剤師・検査技師・事務の皆さん方、また、共同研究にお付き合いいただいた国内外の先生方に深く御礼を申し上げます。

参考文献

1) Newton I. The mathematical Principles of Natural Philosophy, Book1. London: Benjamin Motte; 1687.

2) Takahashi K, Tanabe K, Ohnuki M, et al. Induction of pluripotent stem cells from adult human fibroblasts by defined factors. Cell. 2007; 131: 861-72.

3) 遠藤 章, 北風政史. スタチンの発見と開発—カビ研究にこだわり続けた—. サーキュレーション・アップ・トゥ・デート. 2012; 7: 118-27.

4) Hounsfield GN. Nobel lecture, 8 December 1979. Computed medical imaging. J Radiol. 1980; 61: 459-68.

5) Damadian R. Tumor detection by nuclear magnetic resonance. Science. 1971; 171: 1151-3.

6) Kitakaze M, Hori M, Tamai J, et al. Alpha $_1$-adrenoceptor activity regulates release of adenosine from the ischemic myocardium in dogs. Circ Res. 1987; 60: 631-9.

7) Kitakaze M, Hori M, Gotoh K, et al. Beneficial effects of a $_2$-adrenoceptor activity on ischemic myocardium during coronary hypoperfusion in dogs. Circ Res. 1989; 65: 1632-45.

8) Hori M, Kitakaze M, Tamai J, et al. Alpha 2-adrenoceptor activity exerts dual control of coronary blood flow in canine coronary artery. Am J Physiol. 1988; 255: H250-60.

9) Fredholm BB, Jonzon B, Lindgren E, et al. Adenosine receptors mediating cyclic AMP production in the rat hippocampus. J Neurochem. 1982; 39: 165-75.

10) Wang Z. Transactivation of epidermal growth factor receptor by G Protein-coupled receptors: recent progress, challenges and future research. Int J Mol Sci. 2016; 17.

11) Prenzel N, Zwick E, Daub H, et al. EGF receptor transactivation by G-protein-coupled receptors requires metalloproteinase cleavage of proHB-EGF. Nature. 1999; 402: 884-8.

12) Higashiyama S, Abraham JA, Miller J, et al. A heparin-binding growth factor secreted by macrophage-like cells that is related to EGF. Science. 1991; 251: 936-9.

13) Asakura M, Kitakaze M, Takashima S, et al. Cardiac hypertrophy is inhibited by antagonism of ADAM12 processing of HB-EGF: metalloproteinase inhibitors as a new therapy. Nat Med. 2002; 8: 35-40.

14) Asakura M, Kitakaze M. [The role of HB-EGF in angiotensin II--signaling]. Nihon Rinsho. 2002; 60: 1916-21.

15) Liao Y, Zhao H, Ogai A, et al. Atorvastatin slows the progression of cardiac remodeling in mice with pressure overload and inhibits epidermal growth factor receptor activation. Hypertension Res. 2008; 31: 335-44.

16) Liao Y, Xuan W, Zhao J, et al. Antihypertrophic effects of adiponectin on cardio-myocytes are associated with the inhibition of heparin-binding epidermal growth factor signaling. Biochem Biophys Res Commun. 2010; 393: 519-25.

17) Atsumi K. How the dream of an "artificial heart" was realized in Japan. Artif Organs. 2012; 36: 453-9.

18) 仁田新一. 私のかかわった人工心臓開発と臨床応用の歴史的考察. 人工臓器. 2004; 33: 3-10.

19) 遠藤 章. 2. スタチンの開発から学んだこと. 日本内科学会雑誌. 2014; 103: 2200-6.

20) Suga H, Kitabatake A, Sagawa K. End-systolic pressure determines stroke vol-ume from fixed end-diastolic volume in the isolated canine left ventricle under a constant contractile state. Circ Res. 1979; 44: 238-49.

21) Hori M, Inoue M, Fukunami M, et al. An increase in afterload augments ventric-ular relaxation rate in isolated perfused canine hearts. Cardiovasc Res. 1985; 19: 649-54.

22) Hori M, Inoue M, Kitakaze M, et al. Loading sequence is a major determinant of afterload-dependent relaxation in intact canine heart. Am J Physiol. 1985; 249: H747-54.

23) Hori M, Inoue M, Kitakaze M, et al. Ejection timing as a major determinant of left ventricular relaxation rate in isolated perfused canine heart. Circ Res. 1984; 55: 31-8.

24) Hori M, Kitakaze M, Ishida Y, et al. Delayed end ejection increases isovolumic ventricular relaxation rate in isolated perfused canine hearts. Circ Res. 1991; 68: 300-8.

25) Iwaki M, Iwane AH, Shimokawa T, et al. Brownian search-and-catch mechanism for myosin-VI steps. Nat Chem Biol. 2009; 5: 403-5.

26) Komori Y, Iwane AH, Yanagida T. Myosin-V makes two brownian 90 degrees rotations per 36-nm step. Nat Struct Mol Biol. 2007; 14: 968-73.

27) Bergstroem S, Samuelsson B. Prostaglandins. Annu Rev Biochem. 1965; 34: 101-8.

28) Kuzuya T, Kimura Y, Hoshida S, et al. The effect of CV-4151, a selective inhibi-tor of thromboxane synthetase, on prostanoid formation and platelet aggregation in humans. Cardiovasc Drugs Ther. 1988; 2: 693-700.

29) Tada M, Kuzuya T, Hoshida S. [Prostanoids and coronary circulation]. Nihon Rinsho. 1982; 40: 2432-8.

30) Patel B, Kloner RA, Przyklenk K, et al. Postischemic myocardial "stunning": a clinically relevant phenomenon. Ann Int Med. 1988; 108: 626-8.

31) Toda N, Okamura T. Mechanism underlying the response to vasodilator nerve stimulation in isolated dog and monkey cerebral arteries. Am J Physiol. 1990; 259: H1511-7.

32) Factor SM, Sonnenblick EH. Hypothesis: is congestive cardiomyopathy caused

さあ、医学研究をはじめよう！

by a hyperreactive myocardial microcirculation（microvascular spasm）? Am J Cardiol. 1982; 50: 1149-52.

33）Sonnenblick EH, Fein F, Capasso JM, et al. Microvascular spasm as a cause of cardiomyopathies and the calcium-blocking agent verapamil as potential primary therapy. Am J Cardiol. 1985; 55: 179b-84b.

34）Factor SM, Cho SH, Scheuer J, et al. Prevention of hereditary cardiomyopathy in the Syrian hamster with chronic verapamil therapy. J Am Cardiol. 1988; 12: 1599-604.

35）Hori M, Koretsune Y, Iwai K, et al. A possible model of the anginal syndrome with normal coronary arteriograms: microembolization of canine coronary arteries. Heart Vessels. 1987; 3: 7-13.

36）Sano M, Minamino T, Toko H, et al. p53-induced inhibition of Hif-1 causes cardiac dysfunction during pressure overload. Nature. 2007; 446: 444-8.

37）Packer M, Carson P, Elkayam U, et al. Effect of amlodipine on the survival of patients with severe chronic heart failure due to a nonischemic cardiomyopathy: results of the PRAISE-2 study（prospective randomized amlodipine survival evaluation 2）. JACC Heart Fail. 2013; 1: 308-14.

38）L'Abbate A, Mildenberger RR, Zborowska-Sluis DT, et al. Myocardial tissue recruitment in the dog as determined by double tracer dilution method. Circ Res. 1976; 39: 276-81.

39）Kajiya F, Yada T, Kimura A, et al. Endocardial coronary microcirculation of the beating heart. Adv Exp Med Biol. 1993; 346: 173-80.

40）Soker S, Takashima S, Miao HQ, et al. Neuropilin-1 is expressed by endothelial and tumor cells as an isoform-specific receptor for vascular endothelial growth factor. Cell. 1998; 92: 735-45.

41）Takashima S, Kitakaze M, Asakura M, et al. Targeting of both mouse neuropilin-1 and neuropilin-2 genes severely impairs developmental yolk sac and embryonic angiogenesis. Proc Nat Acad Sci U S A. 2002; 99: 3657-62.

42）SoRelle R. Nobel prize awarded to scientists for nitric oxide discoveries. Circulation. 1998; 98: 2365-6.

43）Furchgott RF, Zawadzki JV. The obligatory role of endothelial cells in the relaxation of arterial smooth muscle by acetylcholine. Nature. 1980; 288: 373-6.

44）Palmer RM, Ferrige AG, Moncada S. Nitric oxide release accounts for the biological activity of endothelium-derived relaxing factor. Nature. 1987; 327: 524-6.

45）Palmer RM, Ashton DS, Moncada S. Vascular endothelial cells synthesize nitric oxide from L-arginine. Nature. 1988; 333: 664-6.

46）Ignarro LJ, Buga GM, Wood KS, et al. Endothelium-derived relaxing factor produced and released from artery and vein is nitric oxide. Proc Natl Acad Sci U S A. 1987; 84: 9265-9.

47）Hori M, Inoue M, Kitakaze M, et al. Role of adenosine in hyperemic response of coronary blood flow in microembolization. Am J Physiol. 1986; 250: H509-18.

48) Jennings RB. Early phase of myocardial ischemic injury and infarction. Am J Cardiol. 1969; 24: 753-65.

49) Braunwald E, Kloner RA. The stunned myocardium: prolonged, postischemic ventricular dysfunction. Circulation. 1982; 66: 1146-9.

50) Braunwald E, Kloner RA. Myocardial reperfusion: a double-edged sword? J Clin Invest. 1985; 76: 1713-9.

51) Taegtmeyer H, Roberts AF, Raine AE. Energy metabolism in reperfused heart muscle: metabolic correlates to return of function. J Am Cardiol. 1985; 6: 864-70.

52) Ambrosio G, Jacobus WE, Mitchell MC, et al. Effects of ATP precursors on ATP and free ADP content and functional recovery of postischemic hearts. Am J Physiol. 1989; 256: H560-6.

53) Gross GJ, Farber NE, Hardman HF, et al. Beneficial actions of superoxide dismutase and catalase in stunned myocardium of dogs. Am J Physiol. 1986; 250: H372-7.

54) Bolli R, Jeroudi MO, Patel BS, et al. Marked reduction of free radical generation and contractile dysfunction by antioxidant therapy begun at the time of reperfusion. Evidence that myocardial "stunning" is a manifestation of reperfusion injury. Circ Res. 1989; 65: 607-22.

55) Kitakaze M, Hori M, Takashima S, et al. Superoxide dismutase enhances ischemia-induced reactive hyperemic flow and adenosine release in dogs. A role of 5'-nucleotidase activity. Circ Res. 1992; 71: 558-66.

56) Flaherty JT, Pitt B, Gruber JW, et al. Recombinant human superoxide dismutase (h-SOD) fails to improve recovery of ventricular function in patients undergoing coronary angioplasty for acute myocardial infarction. Circulation. 1994; 89: 1982-91.

57) Katoh N, Wise BC, Kuo JF. Phosphorylation of cardiac troponin inhibitory subunit (troponin I) and tropomyosin-binding subunit (troponin T) by cardiac phospholipid-sensitive Ca^{2+}-dependent protein kinase. Biochem J. 1983; 209: 189-95.

58) Fleckenstein A, Kanke J, Doring HJ, et al. Key role of Ca in the production of noncoronarogenic myocardial necroses. Recent Adv Stud Cardiac Struct Metab. 1975; 6: 21-32.

59) Marban E, Kitakaze M, Kusuoka H, et al. Intracellular free calcium concentration measured with 19F NMR spectroscopy in intact ferret hearts. Proc Nat Acad Sci U S A. 1987; 84: 6005-9.

60) Kitakaze M, Weisfeldt ML, Marban E. Acidosis during early reperfusion prevents myocardial stunning in perfused ferret hearts. J Clin Invest. 1988; 82: 920-7.

61) Marban E, Kitakaze M, Koretsune Y, et al. Quantification of $[Ca^{2+}]$ i in perfused

hearts. Critical evaluation of the 5F-BAPTA and nuclear magnetic resonance method as applied to the study of ischemia and reperfusion. Circ Res. 1990; 66: 1255-67.

62) Kusuoka H, Porterfield JK, Weisman HF, et al. Pathophysiology and pathogenesis of stunned myocardium. Depressed Ca^{2+} activation of contraction as a consequence of reperfusion-induced cellular calcium overload in ferret hearts. J Clin Invest. 1987; 79: 950-61.

63) Kitakaze M, Weisman HF, Marban E. Contractile dysfunction and ATP depletion after transient calcium overload in perfused ferret hearts. Circulation. 1988; 77: 685-95.

64) Pike MM, Kitakaze M, Marban E. 23Na-NMR measurements of intracellular sodium in intact perfused ferret hearts during ischemia and reperfusion. Am J Physiol. 1990; 259: H1767-73.

65) Hori M, Kitakaze M, Sato H, et al. Staged reperfusion attenuates myocardial stunning in dogs. Role of transient acidosis during early reperfusion. Circulation. 1991; 84: 2135-45.

66) Hendrikx M, Rega F, Jamaer L, et al. Na^+/H^+-exchange inhibition and aprotinin administration: promising tools for myocardial protection during minimally invasive CABG. Eur J Cardio-thorac Surg. 2001; 19: 633-9.

67) Sanada S, Hori M, Node K, et al. The trend of research on the mechanism of reperfusion injury. Nihon Rinsho. 2003; 61 Suppl 4: 135-41.

68) Forman MB, Velasco CE, Jackson EK. Adenosine attenuates reperfusion injury following regional myocardial ischaemia. Cardiovasc Res. 1993; 27: 9-17.

69) Kitakaze M, Hori M, Morioka T, et al. Alpha 1-adrenoceptor activation increases ecto-5'-nucleotidase activity and adenosine release in rat cardiomyocytes by activating protein kinase C. Circulation. 1995; 91: 2226-34.

70) Kitakaze M, Minamino T, Node K, et al. Activation of ecto-5'-nucleotidase by protein kinase C attenuates irreversible cellular injury due to hypoxia and reoxygenation in rat cardiomyocytes. J Mol Cell Cardiol. 1996; 28: 1945-55.

71) Feigl EO. Adrenergic control of transmural coronary blood flow. Basic Res Cardiol. 1990; 85 Suppl 1: 167-76.

72) Kitakaze M, Hori M, Kamada T. Role of adenosine and its interaction with alpha adrenoceptor activity in ischaemic and reperfusion injury of the myocardium. Cardiovasc Res. 1993; 27: 18-27.

73) Feigl EO. Adenosine coronary vasodilation during hypoxia depends on adrenergic receptor activation. Adv Exp Med Biol. 1993; 346: 199-205.

74) Herrmann SC, Feigl EO. Adrenergic blockade blunts adenosine concentration and coronary vasodilation during hypoxia. Circ Res. 1992; 70: 1203-16.

75) Kitakaze M, Hori M, Sato H, et al. Beneficial effects of alpha 1-adrenoceptor activity on myocardial stunning in dogs. Circ Res. 1991; 68: 1322-39.

76) Kitakaze M, Hori M, Sato H, et al. Endogenous adenosine inhibits platelet ag-

gregation during myocardial ischemia in dogs. Circ Res. 1991; 69: 1402-8.

77) Minamino T, Kitakaze M, Asanuma H, et al. Endogenous adenosine inhibits P-selectin-dependent formation of coronary thromboemboli during hypoperfusion in dogs. J Clin Invest. 1998; 101: 1643-53.

78) Kitakaze M, Hori M, Morioka T, et al. Attenuation of ecto-5'-nucleotidase activity and adenosine release in activated human polymorphonuclear leukocytes. Circ Res. 1993; 73: 524-33.

79) Minamino T, Kitakaze M, Node K, et al. Adenosine inhibits leukocyte-induced vasoconstriction. Am J Physiol. 1996; 271: H2622-8.

80) Sato H, Hori M, Kitakaze M, et al. Endogenous adenosine blunts beta-adrenoceptor-mediated inotropic response in hypoperfused canine myocardium. Circulation. 1992; 85: 1594-603.

81) Minamino T, Kitakaze M, Matsumura Y, et al. Impact of coronary risk factors on contribution of nitric oxide and adenosine to metabolic coronary vasodilation in humans. J Am Cardiol. 1998; 31: 1274-9.

82) Minamino T, Kitakaze M, Node K, et al. Inhibition of nitric oxide synthesis increases adenosine production via an extracellular pathway through activation of protein kinase C. Circulation. 1997; 96: 1586-92.

83) Kitakaze M, Hori M, Takashima S, et al. Superoxide dismutase enhances both adenosine release and coronary hyperemic flow through protection of 5'-nucleotidase against its degradation during reperfusion following ischemia in dogs. Biorheology. 1993; 30: 359-70.

84) Takashima S, Hori M, Kitakaze M, et al. Superoxide dismutase restores contractile and metabolic dysfunction through augmentation of adenosine release in coronary microembolization. Circulation. 1993; 87: 982-95.

85) Asanuma H, Sanada S, Ogai A, et al. Methotrexate and MX-68, a new derivative of methotrexate, limit infarct size via adenosine-dependent mechanisms in canine hearts. J Cardiovasc Pharmacol. 2004; 43: 574-9.

86) Asanuma H, Minamino T, Sanada S, et al. Beta-adrenoceptor blocker carvedilol provides cardioprotection via an adenosine-dependent mechanism in ischemic canine hearts. Circulation. 2004; 109: 2773-9.

87) Asano Y, Kim J, Ogai A, et al. A calcium channel blocker activates both ecto-5(')-nucleotidase and NO synthase in HUVEC. Biochem Biophys Res Commun. 2003; 311: 625-8.

88) Kitakaze M, Minamino T, Node K, et al. Role of activation of ectosolic 5'-nucleotidase in the cardioprotection mediated by opening of K^+ channels. Am J Physiol. 1996; 270: H1744-56.

89) Kitakaze M, Fong M, Yoshitake M, et al. Vesnarinone inhibits adenosine uptake in endothelial cells, smooth muscle cells and myocytes, and mediates cytoprotection. J Mol Cell Cardiol. 1997; 29: 3413-7.

90) Kitakaze M, Minamino T, Funaya H, et al. Vesnarinone limits infarct size via ad-

さあ、医学研究をはじめよう！

enosine-dependent mechanisms in the canine heart. Circulation. 1997; 95: 2108-14.

91) Minamino T, Kitakaze M, Morioka T, et al. Bidirectional effects of aminophylline on myocardial ischemia. Circulation. 1995; 92: 1254-60.

92) Ihara M, Asanuma H, Yamazaki S, et al. An interaction between glucagon-like peptide-1 and adenosine contributes to cardioprotection of a dipeptidyl peptidase 4 inhibitor from myocardial ischemia-reperfusion injury. Am J Physiol Heart Circ Physiol. 2015; 308: H1287-97.

93) Kitakaze M, Takashima S, Minamino T, et al. Improvement by 5-amino-4-imidazole carboxamide riboside of the contractile dysfunction that follows brief periods of ischemia through increases in ecto-5-nucleotidase activity and adenosine release in canine hearts. Jpn Circ J. 1999; 63: 542-53.

94) Hori M, Kitakaze M, Takashima S, et al. AICA riboside improves myocardial ischemia in coronary microembolization in dogs. Am J Physiol. 1994; 267: H1483-95.

95) Liao Y, Lin L, Lu D, et al. Activation of adenosine A1 receptor attenuates tumor necrosis factor-alpha induced hypertrophy of cardiomyocytes. Biomed Pharmacother. 2011; 65: 491-5.

96) Kitakaze M, Minamino T, Node K, et al. Elevation of plasma adenosine levels may attenuate the severity of chronic heart failure. Cardiovasc Drugs Ther. 1998; 12: 307-9.

97) Funaya H, Kitakaze M, Node K, et al. Plasma adenosine levels increase in patients with chronic heart failure. Circulation. 1997; 95: 1363-5.

98) Fujita M, Asakura M, Sanada S, et al. Activation of ecto-5'-nucleotidase in the blood and hearts of patients with chronic heart failure. J Card Fail. 2008; 14: 426-30.

99) Asakura M, Asanuma H, Kim J, et al. Impact of adenosine receptor signaling and metabolism on pathophysiology in patients with chronic heart failure. Hypertens Res. 2007; 30: 781-7.

100) Minamino T, Kitakaze M, Asanuma H, et al. Plasma adenosine levels and platelet activation in patients with atrial fibrillation. Am J Cardiol. 1999; 83: 194-8.

101) Wakeno M, Minamino T, Seguchi O, et al. Long-term stimulation of adenosine A2b receptors begun after myocardial infarction prevents cardiac remodeling in rats. Circulation. 2006; 114: 1923-32.

102) Asakura M, Kitakaze M, Sakata Y, et al. Adenosine-induced cardiac gene expression of ischemic murine hearts revealed by cDNA array hybridization. Circ J. 2002; 66: 93-6.

103) Takahama H, Minamino T, Asanuma H, et al. Prolonged targeting of ischemic/reperfused myocardium by liposomal adenosine augments cardioprotection in rats. J Am Coll Cardiol. 2009; 53: 709-17.

104) Murry CE, Jennings RB, Reimer KA. Preconditioning with ischemia: a delay of

lethal cell injury in ischemic myocardium. Circulation. 1986; 74: 1124-36.

105) Okazaki Y, Kodama K, Sato H, et al. Attenuation of increased regional myocardial oxygen consumption during exercise as a major cause of warm-up phenomenon. J Am Coll Cardiol. 1993; 21: 1597-604.

106) Ishihara M, Sato H, Tateishi H, et al. Implications of prodromal angina pectoris in anterior wall acute myocardial infarction: acute angiographic findings and long-term prognosis. J Am Coll Cardiol. 1997; 30: 970-5.

107) Nakagawa Y, Ito H, Kitakaze M, et al. Effect of angina pectoris on myocardial protection in patients with reperfused anterior wall myocardial infarction: retrospective clinical evidence of "preconditioning". J Am Coll Cardiol. 1995; 25: 1076-83.

108) Kuzuya T, Hoshida S, Yamashita N, et al. Delayed effects of sublethal ischemia on the acquisition of tolerance to ischemia. Circ Res. 1993; 72: 1293-9.

109) Marber MS, Latchman DS, Walker JM, et al. Cardiac stress protein elevation 24 hours after brief ischemia or heat stress is associated with resistance to myocardial infarction. Circulation. 1993; 88: 1264-72.

110) Liu GS, Thornton J, Van Winkle DM, et al. Protection against infarction afforded by preconditioning is mediated by A1 adenosine receptors in rabbit heart. Circulation. 1991; 84: 350-6.

111) Downey JM, Cohen MV, Ytrehus K, et al. Cellular mechanisms in ischemic preconditioning: the role of adenosine and protein kinase C. Ann N Y Acad Sci. 1994; 723: 82-98.

112) Mitchell MB, Meng X, Ao L, et al. Preconditioning of isolated rat heart is mediated by protein kinase C. Circ Res. 1995; 76: 73-81.

113) Speechly-Dick ME, Mocanu MM, Yellon DM. Protein kinase C. Its role in ischemic preconditioning in the rat. Circ Res. 1994; 75: 586-90.

114) Kitakaze M, Hori M, Takashima S, et al. Ischemic preconditioning increases adenosine release and 5'-nucleotidase activity during myocardial ischemia and reperfusion in dogs. Implications for myocardial salvage. Circulation. 1993; 87: 208-15.

115) Minamino T, Kitakaze M, Morioka T, et al. Cardioprotection due to preconditioning correlates with increased ecto-5'-nucleotidase activity. Am J Physiol. 1996; 270: H238-44.

116) Kitakaze M, Hori M, Morioka T, et al. Infarct size-limiting effect of ischemic preconditioning is blunted by inhibition of 5'-nucleotidase activity and attenuation of adenosine release. Circulation. 1994; 89: 1237-46.

117) Kitakaze M, Funaya H, Minamino T, et al. Role of protein kinase C-alpha in activation of ecto-5'-nucleotidase in the preconditioned canine myocardium. Biochem Biophys Res Commun. 1997; 239: 171-5.

118) Yoshida K, Kawamura S, Mizukami Y, et al. Implication of protein kinase C-alpha, delta, and epsilon isoforms in ischemic preconditioning in perfused rat

さあ、医学研究をはじめよう！

hearts. J Biochem. 1997; 122: 506-11.

119) Node K, Kitakaze M, Minamino T, et al. Activation of ecto-5'-nucleotidase by protein kinase C and its role in ischaemic tolerance in the canine heart. Br J Pharmacol. 1997; 120: 273-81.

120) Kitakaze M, Node K, Minamino T, et al. Role of activation of protein kinase C in the infarct size-limiting effect of ischemic preconditioning through activation of ecto-5'-nucleotidase. Circulation. 1996; 93: 781-91.

121) Node K, Kitakaze M, Sato H, et al. Role of intracellular Ca^{2+} in activation of protein kinase C during ischemic preconditioning. Circulation. 1997; 96: 1257-65.

122) Kitakaze M, Hori M, Morioka T, et al. Alpha 1-adrenoceptor activation mediates the infarct size-limiting effect of ischemic preconditioning through augmentation of 5'-nucleotidase activity. J Clin Invest. 1994; 93: 2197-205.

123) Sanada S, Asanuma H, Tsukamoto O, et al. Protein kinase A as another mediator of ischemic preconditioning independent of protein kinase C. Circulation. 2004; 110: 51-7.

124) Sanada S, Kitakaze M, Papst PJ, et al. Role of phasic dynamism of p38 mitogen-activated protein kinase activation in ischemic preconditioning of the canine heart. Circlation Res. 2001; 88: 175-80.

125) Kitakaze M, Node K, Asanuma H, et al. Protein tyrosine kinase is not involved in the infarct size-limiting effect of ischemic preconditioning in canine hearts. Circlation Res. 2000; 87: 303-8.

126) Gross GJ, Auchampach JA. Blockade of ATP-sensitive potassium channels prevents myocardial preconditioning in dogs. Circlation Res. 1992; 70: 223-33.

127) Sanada S, Kitakaze M, Asanuma H, et al. Role of mitochondrial and sarcolemmal K (ATP) channels in ischemic preconditioning of the canine heart. Am J Physiol Heart Circ Physiol. 2001; 280: H256-63.

128) Miki T, Miura T, Bunger R, et al. Ecto-5'-nucleotidase is not required for ischemic preconditioning in rabbit myocardium in situ. Am J Physiol. 1998; 275: H1329-37.

129) Komamura K, Kitakaze M, Funaya H, et al. Ecto-5'-nucleotidase mediates infarct size-limiting effect by ischemic preconditioning in the rabbit heart. J Cardiovasc Pharmacol. 1997; 30: 775-83.

130) Eckle T, Krahn T, Grenz A, et al. Cardioprotection by ecto-5'-nucleotidase (CD73) and A2B adenosine receptors. Circulation. 2007; 115: 1581-90.

131) Minamino T, Kitakaze M, Sato H, et al. Effects of ischemic preconditioning on contractile and metabolic function during hypoperfusion in dogs. Am J Physiol. 1998; 274: H684-93.

132) Ueda Y, Kitakaze M, Komamura K, et al. Pravastatin restored the infarct size-limiting effect of ischemic preconditioning blunted by hypercholesterolemia in the rabbit model of myocardial infarction. J Am Coll Cardiol. 1999; 34: 2120-

5.

133) Belhomme D, Peynet J, Louzy M, et al. Evidence for preconditioning by isoflurane in coronary artery bypass graft surgery. Circulation. 1999; 100: Ii340-4.

134) Sanada S, Kitakaze M. Ischemic preconditioning: emerging evidence, controversy, and translational trials. Int J Cardiol. 2004; 97: 263-76.

135) Kitakaze M, Minamino T, Node K, et al. Activation of ecto-5'-nucleotidase and cardioprotection by ischemic preconditioning. Basic Res Cardiol. 1996; 91: 23-6.

136) Li WJ, Zhao ZJ, Liu B, et al. Nitric oxide induces heat shock protein 72 production and delayed protection against myocardial ischemia in rabbits via activating protein kinase C. Chin Med J. 2008; 121: 1109-13.

137) Kitakaze M, Node K, Minamino T, et al. Role of nitric oxide in regulation of coronary blood flow during myocardial ischemia in dogs. J Am Coll Cardiol. 1996; 27: 1804-12.

138) Node K, Kitakaze M, Kosaka H, et al. Increased release of NO during ischemia reduces myocardial contractility and improves metabolic dysfunction. Circulation. 1996; 93: 356-64.

139) Node K, Kitakaze M, Kosaka H, et al. Plasma nitric oxide end products are increased in the ischemic canine heart. Biochem Biophys Res Commun. 1995; 211: 370-4.

140) Node K, Kitakaze M, Sato H, et al. Increased release of nitric oxide in ischemic hearts after exercise in patients with effort angina. J Am Coll Cardiol. 1998; 32: 63-8.

141) Kitakaze M, Node K, Komamura K, et al. Evidence for nitric oxide generation in the cardiomyocytes: its augmentation by hypoxia. J Mol Cell Cardiol. 1995; 27: 2149-54.

142) Kitakaze M, Node K, Takashima S, et al. Role of cellular acidosis in production of nitric oxide in canine ischemic myocardium. J Mol Cell Cardiol. 2001; 33: 1727-37.

143) Node K, Kitakaze M, Kosaka H, et al. Roles of alpha 1-adrenoceptor activity in the release of nitric oxide during ischemia of the canine heart. Biochem Biophys Res Commun. 1995; 212: 1133-8.

144) Node K, Kitakaze M, Sato H, et al. Effect of acute dynamic exercise on circulating plasma nitric oxide level and correlation to norepinephrine release in normal subjects. Am J Cardiol. 1997; 79: 526-8.

145) Minamino T, Kitakaze M, Sato H, et al. Plasma levels of nitrite/nitrate and platelet cGMP levels are decreased in patients with atrial fibrillation. Arterioscler Thromb Vasc Biol. 1997; 17: 3191-5.

146) Minamino T, Kitakaze M, Sanada S, et al. Increased expression of P-selectin on platelets is a risk factor for silent cerebral infarction in patients with atrial fibrillation: role of nitric oxide. Circulation. 1998; 98: 1721-7.

147) Node K, Kitakaze M, Yoshikawa H, et al. Reduced plasma concentrations of nitrogen oxide in individuals with essential hypertension. Hypertension. 1997; 30: 405-8.

148) Node K, Kitakaze M, Yoshikawa H, et al. Reversible reduction in plasma concentration of nitric oxide induced by cigarette smoking in young adults. Am J Cardiol. 1997; 79: 1538-41.

149) Sanada S, Node K, Minamino T, et al. Long-acting Ca^{2+} blockers prevent myocardial remodeling induced by chronic NO inhibition in rats. Hypertension. 2003; 41: 963-7.

150) Sanada S, Kitakaze M, Node K, et al. Differential subcellular actions of ACE inhibitors and AT(1) receptor antagonists on cardiac remodeling induced by chronic inhibition of NO synthesis in rats. Hypertension. 2001; 38: 404-11.

151) Minamino T, Kitakaze M, Papst PJ, et al. Inhibition of nitric oxide synthesis induces coronary vascular remodeling and cardiac hypertrophy associated with the activation of p70 S6 kinase in rats. Cardiovasc Drugs Ther. 2000; 14: 533-42.

152) Minamino T, Kitakaze M, Ueda Y, et al. Chronic treatment with FK506 increases p70 S6 kinase activity associated with reduced nitric oxide synthase activity in rabbit hearts. Cardiovasc Drugs Ther. 2000; 14: 329-36.

153) Node K, Kitakaze M, Yoshihara F, et al. Increased cardiac levels of nitric oxide in patients with chronic heart failure. Am J Cardiol. 2000; 86: 474-7.

154) Node K, Kitakaze M, Kosaka H, et al. Amelioration of ischemia- and reperfusion-induced myocardial injury by 17beta-estradiol: role of nitric oxide and calcium-activated potassium channels. Circulation. 1997; 96: 1953-63.

155) Node K, Kitakaze M, Kosaka H, et al. Roles of NO and Ca2 + -activated K + channels in coronary vasodilation induced by 17beta-estradiol in ischemic heart failure. FASEB J. 1997; 11: 793-9.

156) Kitakaze M, Minamino T, Node K, et al. Beneficial effects of inhibition of angiotensin-converting enzyme on ischemic myocardium during coronary hypoperfusion in dogs. Circulation. 1995; 92: 950-61.

157) Kitakaze M, Node K, Takashima S, et al. Cellular mechanisms of cardioprotection afforded by inhibitors of angiotensin converting enzyme in ischemic hearts: role of bradykinin and nitric oxide. Hypertens Res. 2000; 23: 253-9.

158) Kitakaze M, Node K, Minamino T, et al. Inhibition of angiotensin-converting enzyme increases the nitric oxide levels in canine ischemic myocardium. J Mol Cell Cardiol. 1998; 30: 2461-6.

159) Kitakaze M, Asanuma H, Funaya H, et al. Angiotensin-converting enzyme inhibitors and angiotensin II receptor blockers synergistically increase coronary blood flow in canine ischemic myocardium: role of bradykinin. J Am Coll Cardiol. 2002; 40: 162-6.

160) Asanuma H, Node K, Minamino T, et al. Celiprolol increases coronary blood flow and reduces severity of myocardial ischemia via nitric oxide release. J

Cardiovasc Pharmacol. 2003; 41: 499-505.

161) Liao Y, Asakura M, Takashima S, et al. Celiprolol, a vasodilatory beta-blocker, inhibits pressure overload-induced cardiac hypertrophy and prevents the transition to heart failure via nitric oxide-dependent mechanisms in mice. Circulation. 2004; 110: 692-9.

162) Kitakaze M, Node K, Minamino T, et al. A Ca channel blocker, benidipine, increases coronary blood flow and attenuates the severity of myocardial ischemia via NO-dependent mechanisms in dogs. J Am Coll Cardiol. 1999; 33: 242-9.

163) Kitakaze M, Asanuma H, Takashima S, et al. Nifedipine-induced coronary vasodilation in ischemic hearts is attributable to bradykinin- and NO-dependent mechanisms in dogs. Circulation. 2000; 101: 311-7.

164) Asanuma H, Kitakaze M, Funaya H, et al. Nifedipine limits infarct size via NO-dependent mechanisms in dogs. Basic Res Cardiol. 2001; 96: 497-505.

165) Asanuma H, Kitakaze M, Node K, et al. Benidipine, a long-acting Ca channel blocker, limits infarct size via bradykinin- and NO-dependent mechanisms in canine hearts. Cardiovasc Drugs Ther. 2001; 15: 225-31.

166) Asanuma H, Minamino T, Sanada S, et al. A calcium channel blocker amlodipine increases coronary blood flow via both adenosine- and NO-dependent mechanisms in ischemic hearts. J Mol Cell Cardiol. 2005; 39: 605-14.

167) Liao Y, Asakura M, Takashima S, et al. Benidipine, a long-acting calcium channel blocker, inhibits cardiac remodeling in pressure-overloaded mice. Cardiovasc Res. 2005; 65: 879-88.

168) Kitakaze M, Node K, Komamura K, et al. Intracoronary administration of adenosine triphosphate increases coronary blood flow and attenuates the severity of myocardial ischemic injury in dogs. Cardiovasc Drugs Ther. 1999; 13: 407-14.

169) Asanuma H, Sanada S, Asakura M, et al. Carperitide induces coronary vasodilation and limits infarct size in canine ischemic hearts: role of NO. Hypertens Res. 2014; 37: 716-23.

170) Fujita M, Minamino T, Sanada S, et al. Selective blockade of serotonin 5-HT2A receptor increases coronary blood flow via augmented cardiac nitric oxide release through 5-HT1B receptor in hypoperfused canine hearts. J Mol Cell Cardiol. 2004; 37: 1219-23.

171) Hirota T, Nonaka A, Matsushita A, et al. Milk casein-derived tripeptides, VPP and IPP induced NO production in cultured endothelial cells and endothelium-dependent relaxation of isolated aortic rings. Heart Vessels. 2011; 26: 549-56.

172) Nonaka A, Nakamura T, Hirota T, et al. The milk-derived peptides Val-Pro-Pro and Ile-Pro-Pro attenuate arterial dysfunction in L-NAME-treated rats. Hypertens Res. 2014; 37: 703-7.

173) Sakakibara S, Murakami R, Takahashi M, et al. Vinegar intake enhances flow-mediated vasodilatation via upregulation of endothelial nitric oxide syn-

thase activity. Biosci Biotechnol Biochem. 2010; 74: 1055-61.

174）Merla R, Ye Y, Lin Y, et al. The central role of adenosine in statin-induced ERK1/2, Akt, and eNOS phosphorylation. Am J Physiol Heart Circ Physiol. 2007; 293: H1918-28.

175）Nakano A, Kato H, Watanabe T, et al. AMPK controls the speed of microtubule polymerization and directional cell migration through CLIP-170 phosphorylation. Nature Cell Biol. 2010; 12: 583-90.

176）Yan Y, Tsukamoto O, Nakano A, et al. Augmented AMPK activity inhibits cell migration by phosphorylating the novel substrate Pdlim5. Nat Commun. 2015; 6: 6137.

177）Kioka H, Kato H, Fujikawa M, et al. Evaluation of intramitochondrial ATP levels identifies G0/G1 switch gene 2 as a positive regulator of oxidative phosphorylation. Proc Nat Acad Sci U S A. 2014; 111: 273-8.

178）Kitakaze M, Asakura M, Sakata Y, et al. cDNA array hybridization reveals cardiac gene expression in acute ischemic murine hearts. Cardiovasc Drugs Ther. 2001; 15: 125-30.

179）Asakura M, Takashima S, Asano Y, et al. Canine DNA array as a potential tool for combining physiology and molecular biology. Circulation J. 2003; 67: 788-92.

180）Seguchi O, Takashima S, Yamazaki S, et al. A cardiac myosin light chain kinase regulates sarcomere assembly in the vertebrate heart. J Clin Invest. 2007; 117: 2812-24.

181）Du A, Sanger JM, Linask KK, et al. Myofibrillogenesis in the first cardiomyocytes formed from isolated quail precardiac mesoderm. Developmental Biology. 2003; 257: 382-94.

182）Takemoto M, Node K, Nakagami H, et al. Statins as antioxidant therapy for preventing cardiac myocyte hypertrophy. J Clin Invest. 2001; 108: 1429-37.

183）Zhao H, Liao Y, Minamino T, et al. Inhibition of cardiac remodeling by pravastatin is associated with amelioration of endoplasmic reticulum stress. Hypertension Res. 2008; 31: 1977-87.

184）Sakamoto M, Asakura M, Nakano A, et al. Azilsartan, but not candesartan improves left ventricular diastolic function in patients with hypertension and heart failure. Int J Gerontol. 2015; 9: 201-5.

185）Takahama H, Asakura M, Abe Y, et al. Rationale and design of the multicenter trial on Japan working group on the effects of angiotensin receptor blockers selection（azilsartan vs. candesartan）on diastolic function in the patients suffering from heart failure with preserved ejection fraction: J-TASTE Trial. Cardiovasc Drugs Ther. 2018.

186）Chung H, Amaki M, Takashio S, et al. Effect of mitral valve surgery in patients with dilated cardiomyopathy and severe functional mitral regurgitation. Circulation J. 2017; 82: 131-40.

187) Hayashida K, Yasuda S, Matsumoto T, et al. AVJ-514 Trial- Baseline characteristics and 30-Day Outcomes Following MitraClip® Treatment in a Japanese Cohort. Circulation J. 2017; 81: 1116-22.

188) Hasegawa T, Asakura M, Eguchi K, et al. Plasma B-type natriuretic peptide is a useful tool for assessing coronary heart disease risk in a Japanese general population. Hypertension Res. 2015; 38: 74-9.

189) Yoshida A, Ishibashi-Ueda H, Yamada N, et al. Direct comparison of the diagnostic capability of cardiac magnetic resonance and endomyocardial biopsy in patients with heart failure. Euro J Heart Fail. 2013; 15: 166-75.

190) Imazu M, Takahama H, Asanuma H, et al. Pathophysiological impact of serum fibroblast growth factor 23 in patients with nonischemic cardiac disease and early chronic kidney disease. Am J Physiol Heart Circ Physiol. 2014; 307: H1504-11.

191) Hao H, Li X, Li Q, et al. FGF23 promotes myocardial fibrosis in mice through activation of beta-catenin. Oncotarget. 2016; 7: 64649-64.

192) Sakamoto M, Hasegawa T, Asakura M, et al. Does the pathophysiology of heart failure prime the incidence of cancer? Hypertension Res. 2017; 40: 831-836.

193) Kim J, Washio T, Yamagishi M, et al. A novel data mining approach to the identification of effective drugs or combinations for targeted endpoints--application to chronic heart failure as a new form of evidence-based medicine. Cardiovasc Drugs Ther. 2004; 18: 483-9.

194) Elmenhorst EM, Elmenhorst D, Benderoth S, et al. Cognitive impairments by alcohol and sleep deprivation indicate trait characteristics and a potential role for adenosine A1 receptors. Proc Nat Acad Sci U S A. 2018; 115: 8009-14.

195) Nanto S, Kitakaze M, Takano Y, et al. Intracoronary administration of adenosine triphosphate increases myocardial adenosine levels and coronary blood flow in man. Jpn Circ J. 1997; 61: 836-42.

196) Ross AM, Gibbons RJ, Stone GW, et al. A randomized, double-blinded, placebo-controlled multicenter trial of adenosine as an adjunct to reperfusion in the treatment of acute myocardial infarction（AMISTAD-II）. J Am Coll Cardiol. 2005; 45: 1775-80.

197) Sanada S, Asanuma H, Koretsune Y, et al. Long-term oral administration of dipyridamole improves both cardiac and physical status in patients with mild to moderate chronic heart failure: a prospective open-randomized study. Hypertension Res. 2007; 30: 913-9.

198) Yoshihara F, Imazu M, Hamasaki T, et al. An Exploratory Study of Dapagliflozin for the Attenuation of Albuminuria in Patients with Heart Failure and Type 2 Diabetes Mellitus（DAPPER）. Cardiovasc Drugs Ther. 2018;32:183-190.

199) Zinman B, Wanner C, Lachin JM, et al. Empagliflozin, Cardiovascular Outcomes, and Mortality in Type 2 Diabetes. N Engl J Med. 2015; 373: 2117-28.

200) Hirata A, Minamino T, Asanuma H, et al. Erythropoietin enhances neovascular-

izatoin of ischemic myocardium and improves left ventricular dysfunction after myocardial infarction in dogs. J Am Coll Cardiol. 2006; 48: 176-84.

201) Minamino T, Higo S, Araki R, et al. Low-Dose Erythropoietin in Patients With ST-Segment Elevation Myocardial Infarction (EPO-AMI-II) - A Randomized Controlled Clinical Trial. Circulation J. 2018; 82: 1083-91.

202) Cung TT, Morel O, Cayla G, et al. Cyclosporine before PCI in Patients with Acute Myocardial Infarction. N Engl J Med. 2015; 373: 1021-31.

203) Piot C, Croisille P, Staat P, et al. Effect of cyclosporine on reperfusion injury in acute myocardial infarction. N Engl J Med. 2008; 359: 473-81.

204) Hayashi M, Tsutamoto T, Wada A, et al. Intravenous atrial natriuretic peptide prevents left ventricular remodeling in patients with first anterior acute myocardial infarction. J Am Coll Cardiol. 2001; 37: 1820-6.

205) Ito H, Taniyama Y, Iwakura K, et al. Intravenous nicorandil can preserve microvascular integrity and myocardial viability in patients with reperfused anterior wall myocardial infarction. J Am Coll Cardiol. 1999; 33: 654-60.

206) Minamino T, Jiyoong K, Asakura M, et al. Rationale and design of a large-scale trial using nicorandil as an adjunct to percutaneous coronary intervention for ST-segment elevation acute myocardial infarction: Japan-Working groups of acute myocardial infarction for the reduction of Necrotic Damage by a K-ATP channel opener (J-WIND-KATP). Circulation J. 2004; 68: 101-6.

207) Asakura M, Jiyoong K, Minamino T, et al. Rationale and design of a large-scale trial using atrial natriuretic peptide (ANP) as an adjunct to percutaneous coronary intervention for ST-segment elevation acute myocardial infarction: Japan-Working groups of acute myocardial infarction for the reduction of Necrotic Damage by ANP (J-WIND-ANP). Circ J. 2004; 68: 95-100.

208) Kitakaze M, Asakura M, Kim J, et al. Human atrial natriuretic peptide and nicorandil as adjuncts to reperfusion treatment for acute myocardial infarction (J-WIND): two randomised trials. Lancet. 2007; 370: 1483-93.

209) Chiasson JL, Josse RG, Gomis R, et al. Acarbose for prevention of type 2 diabetes mellitus: the STOP-NIDDM randomised trial. Lancet. 2002; 359: 2072-7.

210) Asakura M, Kim J, Asanuma H, et al. Does Treatment of Impaired Glucose Tolerance Improve Cardiovascular Outcomes in Patients with Previous Myocardial Infarction? Cardiovasc Drugs Ther. 2017; 31: 401-11.

211) Asakura M, Kim J, Asanuma H, et al. [Anti-diabetic drugs for secondary prevention of cardiovascular disease in mild diabetic and IGT patients: ABC study and PPAR study]. Nihon Rinsho. 2010; 68: 887-91.

212) Yoshii H, Onuma T, Yamazaki T, et al. Effects of pioglitazone on macrovascular events in patients with type 2 diabetes mellitus at high risk of stroke: the PROFIT-J study. J Atheroscler Thromb. 2014; 21: 563-73.

213) Asakura M, Kim J, Asanuma H, et al. Cardiovascular outcomes in patients with previous myocardial infarction and mild diabetes mellitus following treatment

with pioglitazone. Reports of a randomised trial from the Japan working group for the assessment whether pioglitazone protects DM patients against re-infarction (PPAR Study). EClinical Medicine 2018; 4-5: 10-24.

214) Pitt B, Remme W, Zannad F, et al. Eplerenone, a selective aldosterone blocker, in patients with left ventricular dysfunction after myocardial infarction. N Engl J Med. 2003; 348: 1309-21.

215) Jain P, Massie BM, Gattis WA, et al. Current medical treatment for the exacerbation of chronic heart failure resulting in hospitalization. Am Heart J. 2003; 145: S3-17.

216) Abraham WT, Adams KF, Fonarow GC, et al. In-hospital mortality in patients with acute decompensated heart failure requiring intravenous vasoactive medications: an analysis from the Acute Decompensated Heart Failure National Registry (ADHERE). J Am Coll Cardiol. 2005; 46: 57-64.

217) Girerd N, Pang PS, Swedberg K, et al. Serum aldosterone is associated with mortality and re-hospitalization in patients with reduced ejection fraction hospitalized for acute heart failure: analysis from the EVEREST trial. Euro J Heart Fail. 2013; 15: 1228-35.

218) Tsukamoto O, Minamino T, Sanada S, et al. The antagonism of aldosterone receptor prevents the development of hypertensive heart failure induced by chronic inhibition of nitric oxide synthesis in rats. Cardiovasc Drugs Ther. 2006; 20: 93-102.

219) Fujita M, Minamino T, Asanuma H, et al. Aldosterone nongenomically worsens ischemia via protein kinase C-dependent pathways in hypoperfused canine hearts. Hypertension. 2005; 46: 113-7.

220) Patella V, Marino I, Arbustini E, et al. Stem cell factor in mast cells and increased mast cell density in idiopathic and ischemic cardiomyopathy. Circulation. 1998; 97: 971-8.

221) Kaartinen M, Penttila A, Kovanen PT. Mast cells in rupture-prone areas of human coronary atheromas produce and store TNF-alpha. Circulation. 1996; 94: 2787-92.

222) Chand N, Eyre P. Classification and biological distribution of histamine receptor sub-types. Agents Actions. 1975; 5: 277-95.

223) Zeng Z, Shen L, Li X, et al. Disruption of histamine H_2 receptor slows heart failure progression through reducing myocardial apoptosis and fibrosis. Clin Sci (Lond). 2014; 127: 435-48.

224) Asanuma H, Minamino T, Ogai A, et al. Blockade of histamine H_2 receptors protects the heart against ischemia and reperfusion injury in dogs. J Mol Cell Cardiol. 2006; 40: 666-74.

225) Takahama H, Asanuma H, Sanada S, et al. A histamine H_2 receptor blocker ameliorates development of heart failure in dogs independently of beta-adrenergic receptor blockade. Basic Res Cardiol. 2010; 105: 787-94.

226) Kim J, Ogai A, Nakatani S, et al. Impact of blockade of histamine H_2 receptors on chronic heart failure revealed by retrospective and prospective randomized studies. J Am Coll Cardiol. 2006; 48: 1378-84.

227) Kitakaze M. Clinical Evidence of the Role of Histamine in Heart Failure. J Am Coll Cardiol. 2016; 67: 1553-5.

228) Leary PJ, Tedford RJ, Bluemke DA, et al. Histamine H_2 Receptor Antagonists, Left Ventricular Morphology, and Heart Failure Risk: The MESA Study. J Am Coll Cardiol. 2016; 67: 1544-52.

229) Collins FS, Varmus H. A new initiative on precision medicine. N Engl J Med. 2015; 372: 793-5.

230) Gibney E. Google AI algorithm masters ancient game of Go. Nature. 2016; 529: 445-6.

231) Silver D, Huang A, Maddison CJ, et al. Mastering the game of Go with deep neural networks and tree search. Nature. 2016; 529: 484-9.

232) Rumsfeld JS, Joynt KE, Maddox TM. Big data analytics to improve cardiovascular care: promise and challenges. Nat Rev Cardiol. 2016; 13: 350-9.

233) 北風政史. ビックデータが医療を変える. 東京: 中外医学社; 2018.

索 引

あ行

アクセプト	235
アシドーシス	109
新しい概念	55
新しいこと	43
圧負荷心肥大モデル	30
アデノシン	22, 65, 109, 161, 170, 184
アデノシン受容体遮断薬	67
アデノシンを増加させる薬剤	93
アポトーシス	180
有田町	227
アルキメデスの原理	22
アルドステロン拮抗薬	206
アンジオテンシン	23, 30
医学研究	2
医学の発達	8
医局	129
医師主導型治験	151, 207, 209
医師主導型臨床研究	200
医者	15
イソフルレン	107
一分子	54
一国一城の主	235
一定の法則	6
遺伝子治療学	222
遺伝子発現	128
イヌ心筋虚血再灌流障害モデル	219
イヌ心不全モデル	220
イベント判定委員会	207
芋づる式	74

医薬品医療機器等法	151
医薬品医療機器レギュラトリー サイエンス財団	188
医療関係者	11
医療機器	157
医療技術	154
医療行為	169
医療におけるビッグデータ	226
インスリン抵抗性改善薬	215
インフォームド・コンセント	169, 175
後ろ向き観察研究	157, 158
後ろ向き・前向き観察研究	158
英語	137
英語力	20
英語論文	48
エビデンス	167, 173
エリスロポエチン	179
エンドセリン	23
エンドポイント	176, 189
エンドポイント判定委員会	189
エンドユーザー	10
横断研究	157, 163
王道	97
応用科学	4, 18
お金	3
オプトアウト	174
オプトイン	174
オミックスデータ	226
オリジナリティー	44

か行

海外生活	69
解析的研究	22
介入	149
介入研究	149, 163
介入試験	156
外部倫理審査委員会	160
科学	4
科学する力	12
科学性	160, 169
核	24
仮説	168
学会	146
カテコラミン	23, 109
カテコラミン過負荷	78
カルシウムイオン	71
がん	159
冠血管微小循環障害	59
看護師	15
監査	166
監査証跡	136
観察	125
観察研究	156
観察研究の真骨頂	165
監査手順書	178
患者	8
キーオープン後	194
技術	213
基礎医学	5, 213
基礎医学と臨床医学のめざすベクトル	78
基礎研究	18, 157, 180, 200
基礎研究→臨床研究というベクトル	170
キックオフ会議	190
気持ち	129
キャリアパス	154
急性心筋梗塞	80, 203
急性心不全	185
共同研究契約	131
共同研究者	19, 33, 131
虚血プレコンディショニング	94, 184
駆出	46
クリニカルクエスチョン	170
クロスブリッジ	53
経験的	185
経済	4
ケースコントロール	159
ケースコントロール研究	157
結果オーライ	231
血管平滑筋細胞	170
血小板	170
血小板凝集	78, 92
研究	6, 169
研究開発	79
研究観	126
研究計画書	19, 132
研究再開	235
研究資金	19, 130, 187
研究室	38
研究室を取り巻く環境	40
研究スペース	19, 130
研究責任者	167
研究の一番大きな醍醐味	35
研究の目的	19
研究倫理	52
検査技師	15
検証的研究	80
原油	9
交感神経節	78
高校生	14
交差冠灌流イヌ摘出心血管標本	128

厚生労働省	206	死の谷	79, 182
酵素反応速度	14	自費診療	152
公知申請	203	シミュレーション	173
好中球	92, 170	事務局	187
幸福感	235	事務局手順書	178
候補薬剤	183	自由意思	175
合理性	160	収縮末期の圧 - 容積関係	42
呼吸器内科	15	従来の臨床研究のヒント→新しい臨床	
極秘	145	研究の創設	170
コネクション	40	縦断研究	158, 163
混沌	6	周辺調査	22

さ行

		受託研究	130
再灌流障害	194	守秘義務	169
再現性	12	主要評価項目	172
最高レベルの臨床研究	209	循環器内科医	13
再生医学	222	消化器内科	15
左室拡張末期径	172	上司	129
左室駆出分画	46	情報収集	146
左室弛緩スピード	46	枝葉末節	97
左室等容弛緩	46	症例エントリー促進会議	190
左室補助人工心臓	13	症例数の設定	156, 172, 173
座標軸	35	食後高血糖治療薬	215
サルコメア構造	121	新規性	160
三国志	22	心機能	37
酸素ラジカル	78	新規の薬剤	9
事業化	79	心筋 ATP レベルの低下	78
弛緩障害	45	心筋型ミオシン軽鎖キナーゼ	121, 214
試験計画書	172, 174, 188	心筋細胞	170
自然科学	4, 18	心筋細胞内 Ca^{2+} 過負荷	78
下働き	125	心筋細胞の発生	124
実験系	19	心筋スタニング	68
実験ノート	136	心筋保護効果発現	78
実臨床	180, 213	心筋保護的	92
指導者	19, 129	シングルアーム	172
指導者の性格	39	神経細胞	170

親交	85	第3相	183
人工心臓	13, 33	大規模臨床研究	19
侵襲	169	高い研究センス	39
人生観	69	達成感	234
心臓弛緩の研究	45	脱落例	174
心臓の収縮性の保たれた心不全	37	探索的研究	80
心肥大	30, 59	単離心筋	50
心不全	159	治験	149, 183, 202, 205, 206
人脈	3, 85, 146	治験事務局	207
水負荷試験	42	治験調整委員会	207
数理科学	226	知的好奇心	9
少し方向性を変えてみる	68	知的資産	145
スタチン	33	中間解析	173, 197
スヌーピー	231	調査	21
生物学	227	定義	178
生物統計家	173	データマイニング	22, 226
精密医療	225	データモニタリング手順書	178
製薬メーカーとの共同研究	130	出口研究	9
世界観	69	デザイン	173
セカンダリーエンドポイント	177	デザイン論文	190
ゼブラフィッシュ	122	手順書	178
先行研究	186	典型的な図表	143
先行しているグループ	107	等圧性左室拡張	46
千載一遇のチャンス	96	同意撤回	174
戦術	20	統計解析手順書	178
先進医療	151	統計学	227
先進医療B	152	銅鉄主義	127
専門医制度	154	動物実験審査委員会	135
戦略	20	ドキドキ感	234
前臨床	183	特定臨床研究	153, 165, 176
創薬	79, 184	独立データモニタリング委員会	189
塞栓	56	特許出願	145
孫子の兵法	22	ドブタミン負荷試験	42

た行

		ドラッグ・ラグ	151, 203
第2相	183	トランスアクチベーション	24

な行

なぜ医療を実行するのか	230
生データの提出	136
何の研究をしたいのか	35
ニコランジル	188
日本医師会治験促進センター	206
日本の論文数	154
ニュートン	12
人間関係	125
認定臨床研究審査委員会	176
ネーミング	131
ネガティブデータ	80
ネクローシス	181
ネットワーク事務局	167
ノイエス	43
ノーベル賞	62, 231
ノックアウトマウス	219

は行

バイオマーカー	171
ハイレベルな人柄	39
発見的研究	20
発明的研究	33
パワハラ	129
万有引力の法則	22
反論の論文	106
ピオグリタゾン	197
微小冠血管	56
ヒスタミン H_2	216
ヒスタミン H_2 受容体遮断薬	217
ビソプロロール	203
ビッグデータ	225
人と人を結びつける平面	231
人のふり見て我がふり直せ	136
ヒト不全心筋サンプルバンク	126, 213
批判	125

肥満細胞数	216
標準業務手順書	172
フェーズ 1	184
フェーズ 2	184
フェーズ 3	184
フェニレフリン	30
フェントラミン	83
副作用・有害事象判定委員会	189
普遍性のある概念	55
プライマリーエンドポイント	177
ブラウン運動	54
プラゾシン	83
フリーラジカル	71
プレコンディショニング	95
ブロック実験	57
プロトコール	143
プロトンポンプ阻害薬	215
文献検索システム	39
分子生物学	222
ペナルティ	135
ヘルシンキ宣言	175, 183
編集者	40
ベンゼン環	22
豊富な学識	39
方法論	19
保険診療	151
ポジティブデータ	80

ま行

マイニング	226
前向き観察研究	157, 158
丸ごとの心臓	47
ミオシン軽鎖キナーゼ	214
未承認薬の問題	203
ミトコンドリア	24
ミミック実験	57

未来を予測する方程式	225	レニン・アンジオテンシン関連細胞	170
無から有	34	論文	20, 131, 234
メカニズムの解明	58	論文化	48
メタロプロテアーゼ	28	**数字**	
免疫関連細胞	170	3 ポイント MACE	177
網羅的解析	126, 128	**欧文**	
目的	125	A → B	6, 58
モニタリング	166	ABC 研究	212
や行		ADAM 12	29
薬機法	202	AMP-CP	98
薬剤師	15	AMPK	214
薬剤特性	160	ANP	185, 188
薬事法	202	AOPCP	98
予期しない	35	ART	213
予測外の結果	56	ATP	171
ヨヒンビン	22, 83	ATP レベル減少	69
ら行		α アドレナリン受容体	8
ラボを変えてみよう	68	α グルコシダーゼ阻害薬	197
ランゲンドルフ	73	BAPTA	72
リガンド	23	Ca^{2+}	71
理詰めのゲーム	3	Ca^{2+} 過負荷	75
留学	129	calcineurin	24
臨床医学	5, 213	capillary recruitment	61
臨床業務	169	Ca チャネル	76
臨床研究 18, 170, 180, 200, 205, 206		Charles Schulz	232
臨床研究登録サイト	188	Clinical Trial	206
臨床研究に関する倫理指針	148	CLIP-170	115
臨床研究法	153, 165	CLIP170	214
臨床現場	126	COI（利益相反）	191
臨床現場と基礎研究の往還	126, 222	CRC	175, 187
臨床試験	156, 222	CRO	187
倫理委員会	19, 176	CT	33
倫理指針	153	cyclic AMP- protein kinase A	217
倫理審査委員会	160	cyclic GMP-potein kinase G	185
倫理性	169	DNA チップ	213

DNA マイクロアレー法	30	MLCK	121
DNP マイクロアレー	118	MLCK3	214
EARLIER 研究	206	MMP	29
ecto-5'-nucleotidase	87	MRI	33
EDHF	109	Na^+/Ca^{2+}交換系	74
Ees	42	Na^+/H^+交換系	76
EGF	24	NMR	73
EGFR	24	NO	62, 109, 170, 184
EGF 受容体	27	NOx	108
ejection fraction	172	P_{2Y} 受容体	171
EPHESUS 試験	204	P38MAPK	103
ERK	24	P38MAP kinase	103
FDA	177	P70S6	24
Ferret	73	PMA	87
FGF23	159	POC	172
First Window	95	PPAR 研究	199, 212
FORBES	220	Precision Medicine＝f（ビッグデータ）	
forest plot	191		224, 227
FPI（first patient in）	191, 208	protein kinase A	103
GCP	202	protein kinase C	85, 103
gifted author	132	PUBMED	39
gifted authorship	51	reviewers	137
GPCRs	23	SAS	172
Gq 蛋白	24	Second Window	95
H_2 受容体遮断薬	215	SGLT2 阻害薬	176
HB-EGF	26, 213	siRNA	122
HFpEF	37	Tailor-Made Medicine	224
HMG-CoA 還元酵素阻害剤	134	transactivation	24
H^+ レベル	74	translational research	18
IDMC	189, 207	tyrosine kinase	104
J-WIND	197	τ	46
K_{ATP} チャネル	105, 179	X 軸	36
Late Braking Clinical Trials	195	Y 軸	36
LPI（last patient in）	191, 208	Z 軸	36
LPO（last patient out）	191, 209		

著者略歴

きたかぜまさふみ
北風政史

現職　国立循環器病研究センター　臨床研究開発部　部長

昭和 49 年 4 月　京都大学工学部機械工学科に入学、同 3 年次終了にて大阪大学
　　　　　　　　医学部 3 年次に編入学

昭和 56 年 3 月　大阪大学医学部卒業

昭和 60 年 3 月　大阪大学医学部博士課程（第一内科）終了

昭和 61 年 10 月　米国 Johns Hopkins University 医学部附属病院内科心臓部に留学

平成 9 年 4 月　大阪大学医学部助手（第一内科）

平成 13 年 6 月　国立循環器病センター　心臓血管内科部長

平成 17 年 10 月　国立循環器病センター　臨床研究センター　副センター長（併任）
　　　　　　　　をへて、臨床研究部長

平成 31 年 4 月　国立循環器病研究センター　現職

大阪大学医学部　臨床教授、鳥取大学大学院医学系研究科　客員教授、中国第 4 陸
軍軍医大学　心臓血管内科　客員教授、中国南方医科大学　客員教授、滋賀医科大
学　客員教授をつとめ、現在に至る

専門分野：

循環器内科学、心臓分子生物学、ゲノム医学

免許・学位・資格など：

医師免許（厚生省、現厚生労働省）内科認定医（日本内科学会）、循環器専門医（日
本循環器学会）、認定産業医（日本医師会）、高血圧指導医（日本高血圧学会）

受賞など：

1. 平成 元年 10 月　第 4 回日本 ME 大会秋季大会：Young Investigators Award　第
   一位受賞

2. 平成 2 年 3 月　第 54 回日本循環器学会：Young Investigators Award 優秀賞 受賞

3. 平成 4 年 11 月　第 64 回 American Heart Association 学 術 集 会：Melvin L.
   Marcus Young Investigators Award 第一位受賞

4. 平成 5 年 4 月　日本心臓財団研究奨励賞 受賞

5. 平成 9 年 7 月　循環器病振興財団　バイエル循環器病研究奨励賞 受賞

6. 平成 10 年 3 月　第 62 回日本循環器学会にて第 23 回佐藤賞 受賞

7. 平成 20 年 9 月　第 56 回日本心臓病学会 Clinical Research Award（内科治療部門）
   受賞

8. 平成 24 年 3 月　米国心臓病学会（ACC）The Simon Dack Award for Outstanding
   Scholarship

学会など：
日本循環器学会（社員、FJCS）、日本内科学会、日本心臓病学会（FJCC、評議員）、日本心不全学会（理事）、日本高血圧学日本冠疾患学会（理事）、日本抗加齢医学会（評議員）、日本血管生物医学会（評議員・監事）、American Heart Association（fellow、評議員）、American College of Cardiology（FACC：評議員）、International Society of Heart Research, Japan Section（理事）、European Society of Cardiology（fellow）

編集委員など：
Circ J（Associate Editor）、Journal of the American College of Cardiology（Editorial Board, Deputy Editor）、Cardiovascular Drugs and Therapy（Associate Editor）、Circulation（Editorial Board, past）、Am Journal Physiology（Associate Editor）など多数

役職
1. 平成 18 年 6 月～平成 20 年 1 月　厚生労働省　薬事・食品衛生審議会臨時委員、厚生労働省　副作用・感染等被害判定第二部会員
2. 平成 20 年 1 月～27 年 12 月　　独立行政法人日本学術振興会科学研究費委員専門委員
3. 平成 26～27 年度　科学技術振興機構 研究開発戦略センター俯瞰委員
4. 平成 28 年 1 月～31 年 3 月国立大学法人東北大学特定臨床研究監査委員会委員

さあ、医学研究をはじめよう！　　　　©

発　行	2019 年 4 月 5 日　初版 1 刷	
著　者	北　風　政　史	
発行者	株式会社　中外医学社	
	代表取締役　青　木　　　滋	

〒162-0805　東京都新宿区矢来町 62
電　話　　（03）3268-2701（代）
振替口座　　00190-1-98814 番

印刷・製本/三和印刷（株）　　　　＜MM・MU＞
ISBN978-4-498-04872-0　　　　Printed in Japan

JCOPY ＜（株）出版者著作権管理機構 委託出版物＞

本書の無断複製は著作権法上での例外を除き禁じられています.
複製される場合は，そのつど事前に，（社）出版者著作権管理機構
（電話 03-5244-5088，FAX 03-5244-5089，e-mail: info@jcopy.
or. jp）の許諾を得てください.